Schwein gehabt?
Nachrichten vom Hof III

Johannes F., Martina, Julia und Tobias Hartkemeyer

Schwein gehabt?
Nachrichten vom Hof III

Lebenszeichen aus der Solidarischen Landwirtschaft

- CSA Hof Pente

Herstellung und Verlag: BoD-Books on Demand, Norderstedt
Fotos und Text © 2015 Johannes, Martina, Julia & Tobias Hartkemeyer
weitere Mitwirkende: *CSA Hof Pente Team*
ISBN: 9 783734 734908

Neben den vielen freiwilligen Helfern und Unterstützern bedanken wir uns noch bei folgenden Institutionen:

Die Entwicklung der pädagogischen Arbeit auf dem Hof wurde 2013-2014 unterstützt und gefördert von:

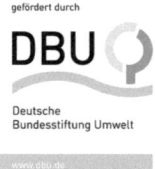

Die Weiterentwicklung und Verbreitung des Handlungspädagogischen Ansatzes auf dem CSA Hof Pente wurde und wird unterstützt und gefördert durch:

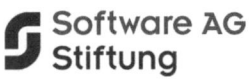
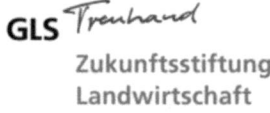
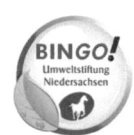
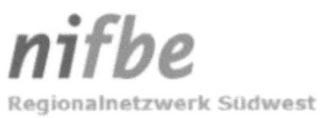
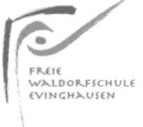

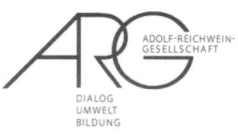

Inhaltsverzeichnis

Vorwort..8
Monatsberichte:...10
   Mai 2014..10
   Juni 2014..18
   Juli 2014..27
   August 2014...37
   September 2014...47
   Oktober 2014...55
   November 2014..67
   Dezember 2014..74
   Weihnachten 2014...82
Medienspiegel...90
   Lebenslernort Landwirtschaft:.......................................90
   Penter Bauernhof wird zum Klassenzimmer................97
   Kindergarten auf dem Bauernhof................................103
   Ministeriumsvertreter aus Ghana besucht CSA Hof Pente..............107
   Ministeriumsvertreter aus Osttimor besucht CSA Hof Pente..........109
   Ernährung 2.0..110
   https://www.youtube.com/watch?v=fkuDI7IauAg.......110
   Studenten aus Mexiko zu Gast in Pente......................111
   100. Praktikant arbeitet auf dem CSA-Hof Pente......113
   „Penter Goldschwein" für Hühner Chroniken............115
   Penter Pioniertat trägt späte Früchte..........................117
   Musikalische Note für den Bio-Bauernhof in Pente......120
Bücher von und über den CSA Hof Pente.....................123
Ausbildung zur Dialogprozess-Begleitung.....................130

Vorwort

„Das ist mir scheißegal, ich will dahin, egal wie!" Dieser Protestruf eines zehnjährigen Schülers riss seine Mutter aus allen Wolken. Wegen einer aufziehenden ernsthaften Erkältung wollte sie ihren Sohn zu Hause behalten, anstatt ihn im Landbaupraktikum auf dem Hof Pente lern-arbeiten zu lassen.
Was braucht der Mensch? Was ist ein sinnvolles Leben? Was ist befriedigende Arbeit?
Kinder verstehen sehr schnell, was sinnvolle Tätigkeit ist - wenn man sie lässt. Wenn wir ihnen zeigen, dass Tiere Mitgeschöpfe sind und nicht nur ökonomische Rechengrößen. Tiere als Nutztiere zu erleben, die uns mit ihren Gaben beschenken, wie Eier, Milch, Honig, oder sich gar mit ihrem Fleisch opfern - und nicht in erster Linie Kuscheltiere sind, ist eine neue Erfahrung für viele Kinder. Getreide muss gesät, Stecklinge müssen gesetzt, Kartoffeln gelegt, Beete gepflegt werden, wenn man sich später mit einem leckeren Essen verwöhnen möchte. Diese Notwendigkeiten können begeistern, wenn sie gemeinsam voller Lust und Freude von der Hand gehen.
Und diese Begeisterung kann anstecken. Kann auch Erwachsene wieder sehend machen, wie sie mit Ihrem Einkaufsverhalten, mit ihrem Handeln die Lebenswirklichkeit von Natur und Landwirtschaft verändern können.
Der Umgang mit den Elementen Feuer, Wasser, Luft und Schmöttke regt die Sinne an - ist sinnlich und macht sehend. Es hilft der Sinnfindung nicht weiter, wenn wir von allem den Preis, aber von nichts mehr den Wert kennen.
Die Frage nach dem Glück und nicht nur nach dem (angeblichen) Mittel - dem Geld, steht im Mittelpunkt einer Gemeinschaft, die eine neue Form von Landwirtschaft entwickeln möchte. Dafür braucht es neue Maßstäbe.

Bhutan, ein kleines Königreich im Himalaja, hat als erstes Land den Maßstab Bruttosozialprodukt abgeschafft und als neuen das Glückssozialprodukt (Gesundheit, Zufriedenheit, Erhalt der natürlichen Ressourcen) eingeführt. Nach dem überwältigenden öffentlichen Interesse, was unserem kleinen, im Prinzip einfachen Projekt entgegengebracht wird, möchten wir einem vielfachen Wunsch entsprechen und die neuen „Nachrichten vom Hof" über unseren Mitgliederkreis hinaus allen Interessierten zur Verfügung stellen. Arbeit und Leben, Poesie und Politik, Natur und Kultur stehen im Mittelpunkt der Erfahrungsgeschichte(n) auf unserem Hof. Ergänzt werden sie durch eine Auswahl von Medienberichten. Ein großer Dank an alle, die unser Projekt ermöglichen und nachhaltig unterstützen. Wir wünschen beim Lesen viel Erkenntnisfreude.

Familie Hartkemeyer
Pente, Weihnachten 2014

Monatsberichte:

Mai 2014

Was die Sonne nie sagt
Selbst nach all dieser Zeit
sagt die Sonne nie zur Erde:
"Du stehst in meiner Schuld."
Schau, was eine solche Liebe bewirkt –
sie erleuchtet den ganzen Himmel.
Hafis (persischer Dichter 1320 -1389)

Die milde Kraft der Sonne lockte in diesem Jahr besonders früh die Wachstumskräfte der Erde hervor. Grüngoldene Lebensfreude und die Farbenpracht der Natur ermuntern auch die Schaffenskraft aller Hofbewohner.

Die Tage beginnen bereits sehr früh, um Tausende **Jungpflanzen**, wie Bohnen, Lauchzwiebeln, Tomaten und Mangold in die Erde zu bringen, ständig neue Salate zu pflanzen, Zwiebeln und Möhren auszusäen. Das Beikraut schläft nicht. Sauzahn, Hacke, Striegel, viel Handarbeit, aber auch einiges an Technik, wie Hackrahmen und Abflammgerät müssen rechtzeitig eingesetzt werden, um den Nutzpflanzen optimale Lebensbedingungen zu bieten.

In der Osterwoche schlug noch einmal der **Nachtfrost** zu, um zu zeigen, dass die Kälte nicht kampflos das Feld räumt. Trotz Schutzvlies haben die Blattspitzen der Frühkartoffeln, durch Minusgrade von bis zu -5 °C nachts um 4:00 Uhr, etwas gelitten. Aber die braunen Ränder werden sich bald auswachsen.

Auf dem Acker haben die **Roggenfelder** eine Kleeuntersaat bekommen. Bei unserer Dammkultur wachsen auf den Dammkronen jeweils vier Reihen Roggen. In den Tälern dazwischen wurde Weißklee eingesät. Er sorgt für eine gute Bodendeckung. Und als Leguminose kann er an seinen Wurzeln durch spezielle Stickstoffbakterien den Boden und - damit die Getreidepflanzen - mit dem wichtigen Stickstoff versorgen. Diese „Azotobakter" sind kleine Wunderwerke der Natur. Sie holen den Stickstoff aus der Luft und binden ihn biologisch. Für diesen Dienst an der Wirtspflanze belohnt diese ihn mit der entsprechenden Gastfreundschaft. In der Chemieindustrie wird für diesen Prozess der Stickstoffbindung eine große Menge an Energie benötigt (Haber-Bosch-Verfahren).

Die **Rinder** konnten mittlerweile ihr Winterquartier verlassen und grasen nun genüsslich im grünen Gras.

Bei unseren **Schweinen** ist zu Lasten der **Eber** bürokratisch verursachtes Ungemach eingezogen.

Wir wurden so nachdrücklich darauf hingewiesen, dass das Schlachten von Ebern nach geltenden Ordnungen als Frevel gilt, so dass wir leider gezwungen sind, zur schmerzhaften Kastration männlicher Ferkel zurückzukehren. Ernsthafte Gründe für diesen verordneten Unsinn sind uns nicht bekannt. Das Fleisch war herrlich zart und lecker. In den letzten Jahren brauchten wir weder Medikamente noch Tierärzte. Vielleicht ist es aber ein bedrohliches Manko, dass wir unsere Tiere nicht mit Penicillin, Chloramphenicol, Tylosin… behandeln. Schnitzel auf Rezept war nicht unser Ziel.

Übrigens **Hygieneverordnung**: Es hat sich in mehreren aktuellen Untersuchungen herausgestellt, dass Kinder, die auf dem Land in Kontakt mit Tieren, Erde und Pflanzen aufwachsen, wesentlich weniger von Allergien bedroht sind. Übermäßige Hygiene führt offensichtlich dazu, dass unser Immunsystem nicht trainiert werden kann und vor Langeweile und mangels Sparringspartner verrückt spielt. Jetzt versucht man Sauberkinder mit infiziertem Schmutz zu impfen, um sie abzuhärten.

Über Ostern haben wir mit einem Spezialeinsatz versucht, die Regierungsübernahme durch die **Hühner** zu unterbinden. Über 20 Federtiere konnten wir einfangen und ins Gehege zurück transportieren. Leider unterließen wir es, die Ausbüchser mit Fußketten und Bleikugeln zu versehen. Der harte Kern von etwa 5 „Ledernacken" ignorieren nach wie vor hartnäckig alle Grenzen. Diese „Hells Angels", erkennbar an den ölverschmierten roten Schlapphüten, haben ihre alten Erkundungsgebiete bereits wieder eingenommen und widersetzen sich allen Anordnungen zu einer gezielten Gartenarbeit.

Für die Gartenarbeit haben wir uns einen neuen, 30 Jahre alten, **Allradschlepper** zugelegt und mit einer Fronthydraulik versehen. Unser Schlosser Frank konstruierte dafür noch einen neuen vielseitigen Anbaurahmen für Pflegewerkzeuge, der im Einkauf viele tausend € gekostet hätte. Um das **Ackerkleegras** besser für Kühe und Schweine zu nutzen, wurde ein Porsche mit altem Mähwerk und **Ladewagen** reaktiviert, damit wir die täglichen Rationen frisch ernten können, um damit die Tiere zu verwöhnen.

In diesem Winter hat es viel zu geringe **Niederschläge** gegeben, so dass wir uns möglicherweise auf eine Frühjahrstrockenheit einstellen müssen. Ziel ist es, künftig bis zu 150.000 l Regenwasser speichern zu können. Darüber hinaus haben wir eine umfassende Brunnenrevision durchgeführt und die Gartenstücke mit Unterflur-Wasserleitungen versehen. Gutes Wasser in ausreichender Menge sicherzustellen, ist bei unseren Untergründen mit zum Teil festem

Schieferton und stellenweise hohen Eisengehalten nicht ganz einfach. Dieses Wasser musste früher bei den relativ flachen Brunnen von bis zu 10 m Tiefe gekocht werden. In einem Dokument von 1726 aus dem Staatsarchiv Osnabrück hatten angebliche Zeugen eines Brunnenbaus auf dem Hof Hartkemeyer sogar behauptet, *„in den Saut (Brunnen) gefunden sein scheint Kohlen befunden sein die sie haben ins Feuer probirt und sie gut befunden, daß wie sie haben gebrannt als Schwaufel (Schwefel)"*. Es war wohl so gewesen, dass der Brunnen damals wie üblich, in Nachbarschaftshilfe gegraben worden war. Der schwarze Schieferton hat wohl bei einigen den Eindruck erweckt, dass es sich um Kohle handeln könnte, denn der Piesberg ist ja nicht weit. Dieses Gerücht ist dann zum *„gnädigsten Landesfürsten Ernst August"* und den *„hochwohlgeborenen Freiherrn zur Regierung des Hochstifts"*, sowie *„geheimte Räthe"* gelangt. Diese hatten den *„Vogten zu Bramsche"* angeschrieben mit dem Hinweis, *„dass er sich mittels einer unvermerkt anzustellenden ausforschung bey hoher Regierung Verdienstlich machen würde"*. (NSA 1726?!) Irgendwie ist es den Vorfahren nach 50 Jahren Bürokratie (1726-1776) doch noch gelungen, einer drohenden Enteignung zu entgehen. Hoffen wir, das sich unsere Wasserversorgung 300 Jahre später etwas einfacher gestaltet.

Andererseits sind wir aus den Klauen höherer Mächte nicht völlig befreit. Wusstet ihr, dass zum Beispiel eine Bank nicht nur Überziehungszinsen, sondern gewissermaßen auch **Unterziehungszinsen** beanspruchen kann? Wir hatten ein zinsgünstiges Darlehen beantragt und bewilligt bekommen. Die damit zu finanzierenden Investitionen haben wir nicht überhastet, sondern sparsam und umsichtig vorgenommen. Das bedeutet, dass wir nicht alle Mittel schnell genug (aus Sicht der Bank) abgerufen haben. D.h., dass wir für den

Betrag, den wir noch gar nicht beansprucht hatten, noch zusätzliche Zinsen in Höhe von 1200 € nachzahlen müssen.

Von Wissenschaft, Verwaltung und Politik ist derzeit nicht sehr viel Hilfe zu erwarten. Trotzdem, nach langem Kampf sieht sich die industriefreundliche europäische Lebensmittelbehörde EFSA gezwungen, die Unbedenklichkeitsbescheinigung für den **gentechnisch veränderten Mais** Herkulex der US Konzerne *Pioneer* und *Mycogen Seeds* zurückzuziehen. Zu offensichtlich stellte sich heraus, dass dieser Mais Gifte absondern kann, der Bestäubungsinsekten, also auch Honigbienen vergiftet.

Andererseits hat das Bundesverwaltungsgericht Leipzig die Klagen eines Imkers abgewiesen, der Schutz vor und Schadensausgleich für die **Verseuchung seines Honigs** durch genveränderte Pollen haben wollte. Zwar stellte das bayerische Verwaltungsgericht fest, dass in diesem Falle des nachgewiesenen Eintrags von Gentechpollen eine erhebliche Beeinträchtigung für den Imker besteht. Allerdings habe er keinen Anspruch, davor geschützt zu werden. Weil aber offiziell Nulltoleranz für nicht zugelassen Pollen im Honig besteht, muss dieser Honig als Sondermüll entsorgt werden(Quelle: Ökologie & Landbau 1/2014).

Wenn der „kleine Mann" vor dem großen Konzern geschützt werden soll, gilt dann plötzlich das Verursacherprinzip nicht mehr? Aber das kennen wir ja schon von den Großbanken. Sind die Spekulanten mächtig genug, gilt plötzlich die Marktwirtschaft nicht mehr, in der ein Unternehmen für sein Risiko haftet. Sondern es gilt der kapitalistische Sozialismus: der kleine Steuerzahler und Sparer wird zu Gunsten der Verluste des Großen enteignet. Wie steht es schon in der Bibel geschrieben: *„Wer hat, dem wird gegeben. Wer nicht hat, dem wird auch das wenige genommen werden, was er hat"*.

Das gilt auch für das geplante, so genannte "**Freihandelsabkommen**". Nach neueren Untersuchungen ist es eher ein Ausplünderungsabkommen der großen Konzerne gegen uns, aber auch gegen die "Dritte Welt". Wir müssen uns also nicht wundern, dass die Stacheldrahtzäune in Melilla demnächst nicht hoch genug sind, um dem Ansturm der Armutsflüchtlinge stand zu halten. Und Papst Franziskus sagte angesichts des Elends am Strand von Medusa: "Dieses System tötet".

Ein neuer Coup ist *Monsanto* wieder einmal gelungen. Der Konzern hat verschiedene bäuerliche Sojazüchtungen auf ihre Widerstandsfähigkeit gegen den Klimawandel getestet. Die besten Sorten ließ Monsanto - ohne eigene Leistung - beim Europäischen Patentamt in München patentieren! Und kann nun **Nachbaugebühren** verlangen.

Auch das unglückliche Tauziehen zwischen USA und Russland um die Zukunft der **Ukraine** findet erste Opfer bei uns. Wir haben gehört, dass 400 Mitarbeiter des hiesigen Landmaschinenherstellers "**Amazone**" in Gaste bei Osnabrück entlassen wurden. Hintergrund ist, das angesichts der deutschen Boykottdrohungen gegen Russland ein russischer Großauftrag im Wert von 18 Millionen € storniert wurde. Sogar unsere örtliche Landmaschinenwerkstatt ist von den Folgen dieses Boykotts betroffen. 100 Jahre nach Ausbruch des ersten Weltkrieges sollten wir doch wissen, dass es bessere Wege der Konfliktlösung gibt, als sich gegenseitig zu bedrohen und den Konflikt bewusst weiter anzuheizen.

Über Ostern sind die ersten drei Teile von **Spiegel-TV** Geschichte "Ernährung 2.0" gesendet worden. Die Sendereihe begann mit einem Bericht über unser Hofprojekt.

Der Bramscher SPD **Bürgermeisterkandidat Pahlmann** besuchte in Begleitung von Ratsmitgliedern unseren Hof. Bei einem ausführlichen Rundgang und in persönlichen Gesprächen äußerten sich die Teilnehmer sehr erfreut über das CSA Projekt. Im Mittelpunkt stand auch die Frage, wie man in der Region mit den möglichen Folgen des berüchtigten Freihandelsabkommens umgehen und eine engere Verbindung zwischen Bauern und Verbrauchern erstellen könne.

Mit den besten Frühlingswünschen
euer Team vom CSA Hof Pente

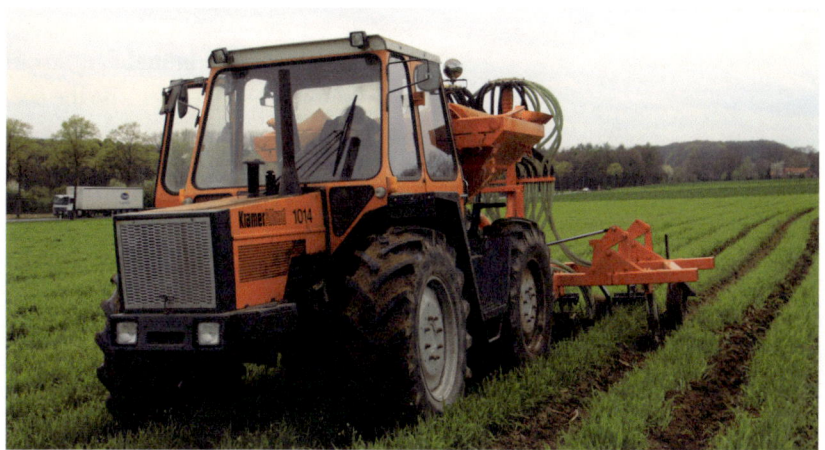
Selbstgebaute Pneumatische Dammkultur Sämaschine

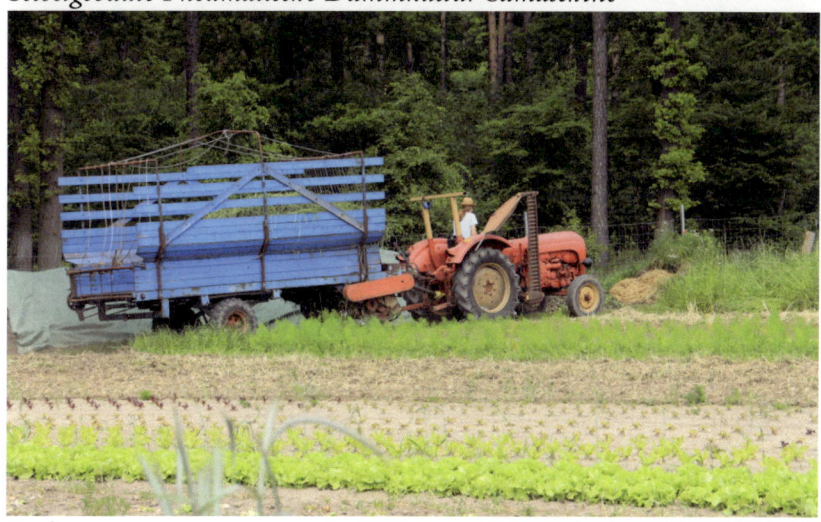
Ladewagen

Juni 2014

> **Forme den blühenden Strom**
> Be the bee,
> be the beeing:
> from the blooming flower,
> - form the blooming flow -
> You will make it,
> Honey
> *Ein GehDicht von Anna Riebau*

Der Mai hat unsere Erde gründlich mit der **Wasserseele** getauft. Mehr als 100 mm, das sind 100 l = 10 große Eimer pro Quadratmeter, kamen prasselnd hernieder. Die Eisheiligen vom 12. bis 14. Mai, - Pankratius, Servatius und Bonifatius-, in Norddeutschland auch der 11. Mai, Mamertus, machten in diesem Frühjahr der Tradition der Bauernweisheiten alle Ehre. Tagestemperaturen von unter 10 °C wurden nach den verwöhnenden April Sommertagen etwas ungemütlich. Erst die „kalte Sophie" am 15. Mai scheint eine Wende vom Kälterückfall hervorgerufen zu haben. Ist es nicht wundersam, wie die regelmäßigen jahreszeitlichen Wetterumstellungen, hervorgerufenen durch weltweite Zirkulationsveränderungen, immer wieder diese „Singularitäten" – wie die Meteorologen sagen - hervorrufen, die wir vor Ort spüren können?

Mittlerweile hat es aber die Sonne geschafft, die dichte dunkle Wolkendecke mit Hochdruck zu verschieben. Sonne und Wind sorgen gemeinsam dafür, dass ein aromatischer Duft von frischem **Kleegrasheu** über den Hof strömt.

In den Gewächshäusern haben derweil fünf verschiedene **Tomatensorten** Fuß gefasst und klettern schnell an ihren Rankhilfen der Sonne entgegen. Auch die **Schlangengurken** sind gepflanzt und werden durch aufgefangenes Regenwasser bewässert. Bei Regenwetter wurden Gewächshäuser und Gärtnerschuppen gesäubert, sowie die Getreidelager gründlich gereinigt. Zehntausende Jungpflanzen warteten auf ihren neuen Lebensort. Insgesamt haben in diesem Frühjahr 63 Pflanzenarten in unserem Anbauprogramm, mit 107 Sorten.

Auf dem Acker war die Befahrbarkeit stark eingeschränkt. Der Boden soll ja nicht leiden wie ein Panzerübungsgelände. Die **Schweine** genossen dagegen ihre Schlammbäder in heilender Lehmerde. Die Rüsseltiere sind so abgehärtet, dass sie ohne Nasivin und Penicillin gut zurecht kommen.

Die Zahl unserer **Schweine** hat sich durch die letzten Schlachtungen von über 20 Tieren - das sind mehr als 2000 kg Fleisch - erheblich vermindert. Die drei belegten Sauen erwarten ab Juni ihren Nachwuchs. Unsere gute alte Mercedes hat bereits zehnmal ihre Ferkelschar großgezogen. Mit der elften Schweinefamilie schafft sie ihren Rekord. Unsere Teenies (10 kg), die heranwachsenden Ferkel, sind schon ins Alter der „Läufer" (ca. 15 Kilo) im wahrsten Sinne des Wortes gekommen und erfreuen sich einer entwickelten Entdeckerlust. Dabei haben sie sich für ihre pubertären Mutproben ein besonders reizvolles Spiel überlegt. Mit zusammen gezogenen Augenbrauen und zum Sprinten angespannten Muskeln sausen sie morgens wie der Blitz unter dem geladenen Elektrozaun hindurch. Ihr kurzes hohes Quiken verrät den Spannungszustand des Zauns und den Nervenkitzel der Rüsseltiere. Abends die gleiche Prozedur. Es gilt: von den Hühnern lernen, heißt siegen lernen!

Wir wagen uns nicht vorzustellen, was passiert, wenn diese 15 Kilo Geschosse demnächst auf 150 kg zunehmen und ihr jugendlicher Elan nicht nachlässt...

Unsere **Hühner**, besser gesagt die „drei Muskel-tiere", die sich zu „glorreichen Sieben" zusammenrotteten und sich schließlich auf die „12 Verschworenen" erweiterten, haben mittlerweile die Frustrationstoleranz aller HofbewohnerInnen überfordert.

Die anfänglich klammheimliche Sympathie für die Mitgliederinnen der WAF (Weiße Armee Fraktion) wich dem blanken Unmut. Mit der Folge, dass drastische Maßnahmen zur vorläufigen Lösung der **Hühnerfrage** beschlossen wurden. Gipfelpunkt ihrer Unternehmungen war die Erstürmung der Bastille, unseres privaten Wohnbereichs bis hin zum Schlafzimmer. Die Eindringlinge konnten dort der uneilichen Falschablage (sprich: Hühnerkot!) überführt werden. Bei der sorgfältigen Bergung der hinterlassenen Bodenschätze übermannten uns die Rachegelüste und der Gedanke, die Störenfriedinnen unabhängig vom nächsten Jahrestag der Französischen Revolution zu guillotinieren. Durch einen Gnadenakt haben wir dennoch in letzter Minute von dieser Idee Abstand genommen. Nach der erfolgreichen Rasterfahndung droht nun die Vollstreckung und anschließende Sicherheitsverwahrung mit stark begrenztem Freigang in ihrem neuen Stammheim zwecks Einsicht und Besserung.

Mittlerweile hat auch die **Weltgesundheitsorganisation** (WHO) entdeckt, dass ein Rückfall in die Zeiten vor der Entdeckung des Penicillins droht (" Wiederkehr der Keime", Süddeutsche Zeitung vom 2.5.2014). Bislang harmlose Infektionen und Entzündungen können inzwischen schnell wieder tödlich wirken, wenn auch das letzte Reserveantibiotikum nicht mehr gegen die resistent gewordenen Keime ankommt. Hilflos stellen die Forscher fest, dass in der Humanmedizin viel zu häufig mit Kanonen auf Spatzen geschossen wird und Breitband-Hämmer eingesetzt werden. Aber auch der regelmäßige Einsatz von Antibiotika in der Massentierhaltung als Masthilfsmittel ist ein systematischer Skandal. Allein die Idee, hunderttausende Tiere auf engstem Raum halten zu wollen, ohne massiven Einsatz von Medikamenten, zeugt von ignorantem, unwissenschaftlichem Denken!

Eine neue EU Studie belegt auch die starke Zunahme seltener und neuer Tumore mit geringen Überlebenschancen für die Erkrankten. Aber wir wissen, dass durch den intensiven Einsatz von Pestiziden die Regenerationsfähigkeit des Bodens und damit auch die Qualität der Nahrung stark nachlässt. In jüngster Zeit häufen sich die Hinweise darauf, das Glyphosat über den Weg von Pflanze und Tier zunehmend zu **chronischem Botulismus** führt. Eine hoch gefährliche Krankheit, welche die Keulung ganzer Tierbestände erfordert. Sie kann auch zu schweren Erkrankungen bei Menschen, insbesondere zu Behinderungen bei Kindern führen. Die Grenzwerte wurden auf Betreiben der Chemiekonzerne dennoch auf das hundertfache! erhöht, weil sich das Gift bereits zu 70 % im Urin der Bundesbürger befindet. Ohne diese massive Vergiftung der Umwelt könnte die Natur sich vielfach selbst helfen. Wir wissen zum Beispiel, dass Früchte, die eine mechanische Beschädigung erhalten haben, **Salvestrole** bilden, das sind Wirkstoffe, die scheinbar sogar in der Lage sind, krebshemmend zu wirken. Also, Obst und Gemüse mit leichten Druckstellen (noch keine Faulstellen) nicht gleich wegwerfen. Es könnte natürliche Medizin sein. Salvestrole sind Phytoalexine, welche die Fähigkeit besitzen, Pflanzen und Früchte vor eindringenden Krankheitserregern zu schützen - gewissermaßen für die Immunabwehr der Pflanze zuständig. Wissenschaftler entdeckten, dass diese an sich ungiftigen Salvestrole in der Lage sind, in Tumorzellen ein Enzym zu aktivieren, das den Krebs abtötet. Konventionelle, mit Pestiziden behandelte Nahrungsmittel, verlieren diese Eigenschaft. Das zeigt sich auch an der schlechteren Lagerfähigkeit dieser Produkte. Zusätzlich enthalten konventionelle Pflanzenzüchtungen weniger Bitter- und Würzstoffe und damit auch weniger Salvestrole als die alten Sorten. Diese wertvollen Antikrebsstoffe sind auch reichlicher in biologisch-dynamischem Gemüse, Früchten und Gewürzkräutern enthalten, in denen die Bitterstoffe noch nicht völlig weggezüchtet wurden.

Die kühle Regenwetterzeit hat auch Flug- und Erntebedingungen unserer **Honigflieger** beeinflusst. Emsig hatten sie bereits ansehnliche Frühlingsvorräte angelegt. Da wir die Bienen aber nicht mit Zuckerwasser zufüttern wollen, bedienen sie sich in schlechten Zeiten aus den Rücklagen ihrer Honigüberlebensversicherung. Trotzdem haben sie uns noch über 65 kg Blütenhonig abgegeben. Fleißige *Basti*-Hände sorgten sich täglich rührend um die richtige Konsistenz des Lebenselixiers. Und *Rosalind* füllte mit Kindern und Praktikantinnen zur rechten Zeit über 100 Gläser mit dem leuchtend goldenen Saft.

Die **Bienen** sind aus unserer Sicht für die Gesellschaft so etwas wie der Kanarienvogel im Bergwerk. Früher, bevor es seismische und gasanalytische Geräte gab, nahmen Bergleute gern Kanarienvögel mit unter Tage, um an ihrem Verhalten zu erkennen, ob das „Wetter" also der Grubenzustand, noch sicher war. Kunstgeschichtlich unvergessen ist die Honigpumpe von *Beuys* auf der *Documenta sechs* 1977 in Kassel. Das selbstlose Zusammenwirken der Bienen im *Bien* inspirierte ihn zum Bild der Brüderlichkeit (Geschwisterlichkeit) im Wirtschaftsleben. Allerdings sollte als neuer Schritt das Freiheitsprinzip herausgehoben werden. Diese Freiheit als Grundlage der Kreativitäts- und Fähigkeitsentwicklung wurde durch die Honigpumpe materialisiert. Denn nur dieses geistige Kapital, der Honig, sollte die Energie sein, die durch die Gesellschaft fließt. Dagegen sehen wir uns heute in der Situation, dass im sogenannten Freihandelsabkommen viele verfassungsmäßige Errungenschaften, die im letzten Jahrhundert erkämpft worden sind, auf dem Altar des globalisierten Kapitalismus geopfert werden sollen. Und dass die multinationalen Konzerne einen ungezügelten Zugriff auf unser aller Lebensgrundlagen vor Ort bekommen können.

Freiheit, also die Selbstbestimmung des Menschen vor Ort,

Gleichheit, also die unabhängige Gerichtsbarkeit,

Brüderlichkeit, also das Sozialprinzip, werden als Handelshemmnisse dem Profitprinzip geopfert.

Auch die Unabhängigkeit der **Wissenschaft** scheint zunehmend unter die Räder der lobby-gesteuerten Forschungsförderung zu kommen. Der gentechnikkritische ungarische Wissenschaftler *Arpad Pusztai* verlor seinen Job, nachdem er in seiner Studie herausgefunden hatte, dass Gen-Kartoffeln die Versuchsratten schädigten. Der mexikanische Wissenschaftler *Ignacio Chapela* wurde Opfer einer Kampagne, als er herausfand, dass lokale Maissorten in Mexiko zunehmend mit US-Gen-mais verunreinigt wurden. Interessant ist auch der Fortgang der Kampagne gegen Professor *Gilles-Eric Seralini*. Er hatte in einer Studie herausgefunden, dass Genmais von Monsanto zu deutlich erhöhten Krebsraten bei den Versuchsratten führte. Kurz nach der Veröffentlichung in der Fachzeitschrift „Food and Chemical Toxicology" (FCT) wurde er von der Gentechniklobby mit Kritik überschüttet, weil der Versuch angeblich aufgrund der begrenzten Zahl und der angeblich zu hohen Empfindlichkeit seiner Laborratten keine Aussagekraft besäße. Die Zeitschrift sah sich unter dem Druck einer von Monsanto hysterisierten Presse genötigt, die in der Zeitschrift veröffentlichte Studie zurück zu ziehen. Nun stellt sich heraus, dass die Gentechnikindustrie ihre Zulassungsprüfungen mit dem gleichen Rattenstamm gemacht hat und sogar mit noch weniger Tieren (Sustainable Food Trust)! Die Zeitschrift FCT berief einen neuen Mitarbeiter, der sich speziell um das Thema Biotechnologie kümmern soll, mit dem Namen Richard „Goodmann". Dieser „gute Mann" arbeitete von 1997 bis 2004 bei „Monsanto" (übersetzt: „Heiliger Berg)"(GM Watch). Ein Schelm wer Böses dabei denkt. Als eine seiner ersten wissenschaftlichen Taten zog er den Beitrag eines brasilianischen Forschers zurück. Dieser hatte ebenfalls im Tierversuch gezeigt, dass die vom Monsanto Genmais freigesetzten BL-Toxine für Säugetiere schädlich sind. Greenpeace legte mittlerweile in einer Studie vom 7. Mai 2014 dar, wie ökologische Anbaumethoden aussehen können, die zum Beispiel auch eine Alternative zu den Bienen gefährdenden **Neonikotinoiden** bieten. Fadenwürmer sind zum Beispiel genauso wirksam gegen den Maiswurzelbohrer wie chemische Wirkstoffe, ohne dabei Rückstände in der Umwelt zu hinterlassen.

Die **Praktikantenzeit** ist angebrochen. Ananda, ein Witzenhausener Landwirtschaftsstudent, ist in den Bauwagen, Bastis ehemaligem Heim, eingezogen und wird uns drei Monate unterstützen. Bis zu 4 Waldorfpraktikanten, von der Nord- bis zum Bodensee, lernen die praktische Landwirtschaft kennen und werden uns für jeweils 3 Wochen in Feld, Küche, Hof und Garten helfen.

Der Mai ist auch die Zeit der Bearbeitung der **Agrar-Bürokratieanträge** und der Biokontrollen. Da neben der EU-Bio-Zertifizierung auch die Standards der Anbauverbände Bioland und Demeter erfüllt werden, ist die Prüfung etwas umfangreicher. Wir überlegen, ob wir nicht aus Kostengründen zum Teil auf die Verbandsmitgliedschaften verzichten wollen, obwohl wir deren Tätigkeiten sehr begrüßen.

Unsere Mitglieder *Arno und Doris Meyer* sorgten für einen besseren Überblick für die Greifvögel. Mehrere lange Eichenpfähle sind gesetzt und sollen dem Mäusebussard Platz und Gelegenheit bieten, seine polizeilichen Aufgaben gegen die nicht nur „weißen Mäuse" im Gemüse zu erfüllen. Wenn wir auch nicht davon ausgehen, dass sich in absehbarer Zeit ein Weißkopfseeadler unser Biotop als Revier aussucht, hoffen wir doch im Namen unserer Hennen zumindest vom Hühnerhabicht verschont zu bleiben.

Bei der diesjährigen **Feldbegehung** des Engterschen Landvolks wurde auch unser Hof in Augenschein genommen. *Lukas* erläuterte dem fahrenden Volk (Schlepper, Anhänger, Bier) die Verfahrenstechnik bei der Dammanbaukultur.

Ein großes Ereignis wirft seine Wirkungen voraus. Am 5. Juli ist die **Hochzeit** von *Anna-Sophie* und *Lukas* auf dem Hof. Da gibt es noch einiges zu tun…

herzliche Sommergrüße
euer Team vom CSA-Hof Pente

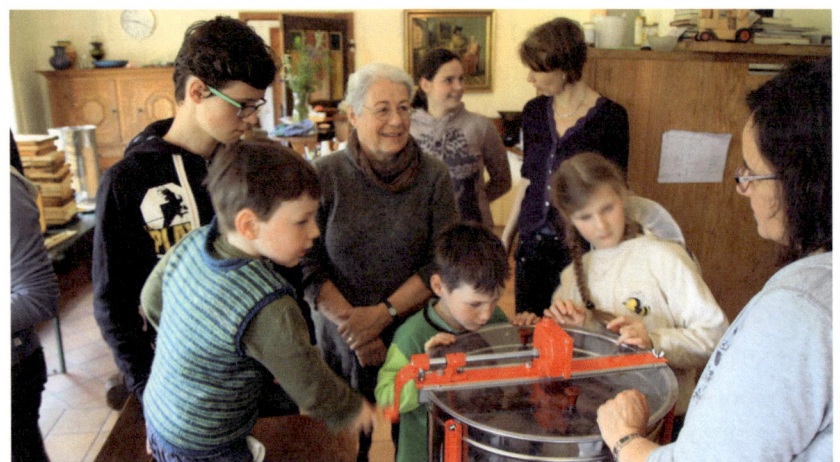
Mitmachtag: Honig schleudern

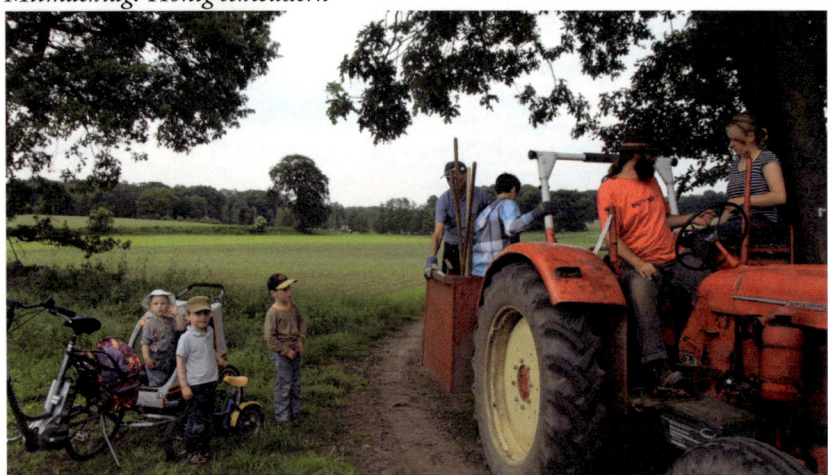
Mitmachtag im Garten

Juli 2014

> Das Gefährliche an der Technik ist,
> dass sie uns ablenkt von dem,
> was den Menschen wirklich ausmacht,
> was er wirklich braucht.
>
> *Elias Canetti*

Nachrichten vom Hof Juli 2014

Schwüle, feuchtwarme, tropische Regenwaldluft beherrschte drückend die **Pfingsttage**. Die spannungsgeladene Energie zerfetzte lautstark das wolkige Himmelsgewölbe. Blitze wurden zuckend auf die Erde geschleudert. Gott ist sicher nicht der Zampano, der mit Donner und Blitz den Kosmos dirigiert. Der Geist, die pfingstlichen "Zungen wie von Feuer", zeigt sich eher in den menschlichen Geistesblitzen im Alltag. Bei glücklichen Fügungen, guten Eingebungen, den unvorhergesehenen Wendungen, wenn einem ein Licht aufgeht, in der Geistesgegenwart das Richtige sich fügt und ein frischer Wind weht. Eigentlich ist ja Pfingsten das Fest der Geistin = Ruach, wie es im hebräischen Urtext lautet. Das "Weibliche", die Fruchtbarkeit, schwebt gleich zu Beginn über den Wassern, - so der Anfang der Bibel. Viel Wasser, etwa 100 mm, hat in der Pfingstzeit den Boden gründlich durchfeuchtet.

Die Pfingstschwüle war leider auch ein Superklima für die Ausbreitung der **Phytophtora**, der Kraut- und Knollenfäule bei den Kartoffeln. Dieser Pilz verbreitete sich dann explosionsartig auf den Kartoffelblättern. Innerhalb von zwei Tagen war das Frühkartoffelfeld braun gesprenkelt. Wir müssen das Laub abschlegeln, um die Kartoffeln zu schützen, die sich unterirdisch prächtig vermehrt haben. Aber sie werden lecker klein bleiben, weil keine neuen Assimilate gebildet werden können.

Hoffentlich werden die **Lagerkartoffeln**, die auf dem "Rosengarten" wachsen, nicht ähnlich überfallen. *Andrea* hat schon ein Pflanzenstärkungselixier aus Schachtelhalmextrakten gebraut, welches zum Schutz der Blätter ausgebracht wurde.

Hedwig, die Retterin der unterdrückten und untergehenden Kulturen, ist in den letzten Wochen schon bei Sonnenaufgang zum Schrecken aller ungebührlichen Beikräuter geworden und kann sich des Danks der geretteten Zwiebeln und Möhren sicher sein.

Der **Luftverkehr** über dem Hof nimmt zu. Nicht nur die heulenden Düsenjäger, die vielleicht wegen der Ukraine-Krise erstmals seit Jahrzehnten wieder über unseren Köpfen üben, zerfetzen die Nerven. Die Mehlschwalben versorgen eifrig durch die Lüfte sausend ihren Nachwuchs in ihren zahlreichen Schlammnestern auf dem Hof. Glücklicherweise steht nun seit längerer Zeit wieder eine trällernde Feldlerche hoch am lichtblauen Himmel über dem Acker. Die Tauben gurren sich ihre Partnersuchhormone aus dem Leib. Und auch die Schleiereule unternimmt ihre lautlosen Nachtjagdflüge. In ihren Pausen im Eulenloch an der Giebelspitze krächzt sie wie ein kaputter Leiterwagen. Eine ausgelassene Amsel trällert jeden Abend auf der höchsten Stelle der Scheune, dem Pferdekopf, ihre bezaubernde Melodie.

Nicht immer fühlt man sich als **Biobauer** harmonisch im Einklang mit der Natur, wo sich die Seele im wonnevollen Geben und Nehmen der ausgleichenden Gerechtigkeit badet. Und das kommt zum Beispiel so: Unseren **Maisacker** haben wir mit Liebe und Kompost so gut vorbereitet, dass sich die kleinen Pflänzchen lust- und hoffnungsvoll der Sonne entgegen recken konnten. Aber der nächste Gang auf die Äcker, die etwas weiter vom Hof entfernt liegen, bot uns ein Bild des Entsetzens. Auf bis zu 50 m langen Strecken waren die Maiskörner wie mit einer perfekten Nähmaschine angepeilt, herausgepickt und entfernt. Die jungen Pflänzchen lagen traurig und trocken daneben oder waren ganz verschwunden. Wir tippen auf ein abgestimmtes Vorgehen von Krähen, Tauben, Bachstelzen und Hasen. Das ist der Preis: wir verwenden keine bodenvergiftenden Samenbeizen. Daher haben sich die Luft- und Bodenangriffe ausschließlich und präzise auf unsere Felder beschränkt. Die Nachbarfelder mit gebeiztem Saatgut und Pestizidvernebelung wurden verächtlich verschmäht. So kann sich der Biotrend auch gegen uns richten.

Eine weißgepunktete Krähe führte das Oberkommando. Wahrscheinlich hatte sie am Forschungsinstitut der Vögel herausgefunden, dass es im frischgekeimten Biomais von Enzymen, Vitaminen und Aminosäuren nur so wimmelt.

Nichts ist ohne Fehl und Makel, so auch die Rasterfahndung gegen die **Hühner-WAF** (Weiße Armee Fraktion). Zwei oder drei verdächtige Subjekte haben sich offenbar auf die Parole "MeinHof" verständigt und sind in den Untergrund gegangen. Möglicherweise benutzen sie Tarnkappen oder Camouflage Tarnfarben. Denn sie huschen fast lautlos und unsichtbar durch die Büsche. Und so wurden sie zum Mythos. Nur Bio-Tretminen und Kratzkrater in den Gärten liefern eine Spur ihrer beunruhigenden subkulturellen Anwesenheit. Nach allen Regeln der Konspiration sind sie nun vorläufig untergetaucht und führen von dort ihr Untertagwerk weiter. Vielleicht will das Untergrundkommando "MeinHof" bis zum (Schwarzen) September durchhalten, wenn eine neue braune Hühnerrasse das Regiment übernimmt. Wir werden verhindern müssen, dass sich die Reste der WAF mit einer dann eventuell entstehenden BAF (Braune Armee Fraktion) verbünden. Aber die neue Rasse ist wahrscheinlich disziplinierter und wird hoffentlich die jeweilige territoriale Integrität achten.

Unbill bereitete uns auch unser größtes Zugpferd, der 135 PS starke **John Deere 6910**. Ohne Vorankündigung verwandelte er sich in einen *Soda*-Schlepper. Er machte keinerlei Anstalten, sich auf irgendwelche Schaltbefehle einzulassen. Er stand einfach nur *so da* - mitten auf dem Acker. Was tun? Brennende Fragen unserer Bewegung. Das über 5000 kg schwere Monster mit einem Spezialtransporter zu einer Spezialwerkstatt schleppen? Mit Mühe haben wir ihn mit dem gutmütigen alten Deutz in unsere Hofwerkstatt bugsiert. Denn wenn die Blackbox des Johnnys streikt, geht nichts mehr. Alle Anzeigen blinken wie ein Weihnachtsbaum ihren sinnlosen Alarm. Weder Lenkung noch Schaltung reagieren. Scheißelektronik - der Preis für gefederte Vorderachsen, Klimaanlage, Motormanagement? Zwischen Mensch und Maschine schieben sich elektronische Relais, Magnetschalter, Hydraulikventile und die berüchtigten schwarzbunten Schaltkästchen. Das hätte sich der gute alte schwäbische Tüftler "Johannes Hirsch" wohl nicht träumen lassen, als er vor 150 Jahren nach Amerika auswanderte und in seiner kleinen Schmiede die Anfänge dessen gestaltete, was heute unter seinem Logo "John Deere" angeboten wird. Ein solcher Schlepper besitzt heute mehr Elektronik als die NASA für die erste Mondlandung benötigte. Dabei wollen wir mit dem Trecker ja weder in der Stratosphäre den Erdball umrunden noch in die Mondumlaufbahn eintreten. Er soll nur zuverlässig ackern. "Und wenn du denkst, es geht nichts mehr, kommt von irgendwo ein Lichtlein her". Dieses Lichtlein heißt *Peter*. Und wenn er auch sein Licht in der Regel unter den Scheffel stellt, so ist er doch ein investigatives Phänomen, welches in der Lage ist, gewissermaßen in die Blackbox elektronischer Störungen hinein zu kriechen. Ein Lichtlein, das auch die widerspenstigsten Elektronen wieder vor Begeisterung in die richtige Umlaufbahn lenkt. Nach einem Intensivwochenende an, auf, unter, neben, in und über dem Schlepper tut dieser wieder so, als sei nichts gewesen. Aber wir wissen mittlerweile, wie man geheimnisvolle Codes knackt, wie Weiland die Briten die *Enigma*, das Verschlüsselungsgerät der deutschen Wehrmacht. Man darf sich von Fehleranzeigen nicht täuschen lassen und muss die Herstellerlogik überlisten, die immer wieder sagt: Sofort Fachwerkstatt aufsuchen! Und es ist uns gelungen, - übers weltumspannende Netz verbündeter Sucher - das geheimnisvolle Buch der Codierungen, Zeichen und Zaubersprüche zu erhaschen, dass die Sprache spricht, auf der das Elektronikungeheuer anspricht und anspringt. 2000 Seiten prall gefüllt mit Schaltkreisen und anderen Verkomplizierungstechniken. Der gute alte *Kramer* Allradtraktor, der 1975 auf die Welt kam und in unserer Werkstatt geduldig auf helfende Hände wartet, um wieder zum Alltagsleben erweckt zu werden, kann ja das fast auch alles - aber ist noch so unschuldig, dass er noch nicht weiß, wie Elektronik überhaupt geschrieben wird. Ist ein Kramer besser fürs Karma?

Trotz der Unbill bei Kartoffeln und Mais - wir freuen uns, dass die **Bienen** beim Ökolandbau ins Schwärmen geraten. Denn auch wenn Weißdorn und Raps schon lange verblüht sind, wachsen auf dem Acker noch blühende Pflanzen, welche die Insekten mit Pollen und Nektar versorgen, wie Hirtentäschelkraut und Phacelia. In einer wissenschaftlichen Bestandsuntersuchung (Frieben 1995) wurden auf einem durchschnittlichen Bioacker 277 geöffnete Wildkrautblüten pro Quadratmeter gefunden. Auf einem konventionellen Pestizidacker dagegen nur 0-3. Die so genannte "moderne Landwirtschaft" versucht über elektronische **Datenerfassungssysteme** und über GPS den Stickstoffgehalt des Bodens und andere Parameter zu messen, um den Ertragszustand des Ackers zu erfassen. Wie wäre es, wenn die Landwirte wieder dazu angehalten würden, Bienen als Seismographen der ökologischen Qualität auf ihren Höfen zu halten? Uns geht es dabei auch um Wildbienen, Hummeln und andere Insekten, die wichtige Aufgaben, wie die der Tomatenbestäubung, erfüllen.

Wie ernst auch unsere **Praktikanten** die biodynamische Arbeit nehmen, blitzt manchmal im tiefsten Alltag auf. Eine sehr aufmerksame junge Praktikantin merkte beim Hacken und Steine sammeln an, dass sie ja auf keinen Fall die Edelsteine aufgelesen habe, die wir offensichtlich platziert hätten; um eine besondere Qualität für Boden und Pflanze zu erzielen. Gemeint waren die sogenannten Feuersteine, die bei uns in roher und manchmal sogar in bearbeiteter Form (Steinzeitwerkzeug) vorkommen.

Das donnernde **Pfingstfeuerwerk** beendete schlagartig unsere elektronische Verbindung mit der Außenwelt. Am Pfingstsonntag um 15:00 Uhr war Schluss mit Telefon, Fax und Internet. Innerhalb von 24h will die Telekom angeblich - zumindest vertraglich zugesichert - die Verbindung wiederherstellen. Aber es sollte eine über 240 h dauernde Odyssee werden. Der Versuch, im Callcenter der Telekom untertänigst erhört zu werden, erforderte die Geduld eines Felsens in der irischen Küstenbrandung. Seltsamerweise heißen die Callgirls des Callcenters bei der Telekom alle Schmidt, Müller oder Schulze, haben sächsischen Akzent und wollen auf keinen Fall zurückgerufen werden. Denn sie besitzen leider auch keine Telefonnummer. Ich hätte nicht gedacht, dass der Telekom Konzern einen derartigen Engpass an Nummern und Geräten hat. Weder in 24, noch in 48 h, nein, nach 72 h tauchte der erste Experte im Auftrag der Telekom auf. Er huschte durch das Büro wie Richard Kimble auf der Flucht. Nur mit dem Unterschied, dass er für seine erfolglosen Werkeleien noch eine schriftliche Bestätigung erhaschen wollte: "Irgendwas ist mit der Leitung". Na, ja, das wussten wir ja schon." Kann es nicht sein, dass ein Port in der Verteilerzentrale Wallenhorst defekt ist", konnten wir aufgrund des weisen Orakels "*Peter*" prophezeien." Dafür bin ich nicht zuständig" sagte der Fachmensch und blitzte hinweg. "Es kommt noch ein anderes Unternehmen", rief er noch. Zwei Tage später tauchte ein neues Unternehmen auf mit einem eindrucksvollen Bagger im Gepäck. Vorsichtig fragte ich: "kann es nicht sein, dass der Port...?" „Dafür sind wir nicht zuständig, das darf nur die Telekom prüfen." So werkelten auch sie eine Weile an der Leitung herum. Ich verstand so viel wie "Scheiße". Der Erfolg dieser sinnlosen Tätigkeit war, dass nun auch die restliche DSL Leitung außer Betrieb gesetzt war. Nach zehn Tagen erblickten wir endlich einen dunkel gekleideten Menschen, der das heiß ersehnte Erlösungssymbol, ein violettes T, stolz auf seiner Brust trug. Ich versuchte meine Litanei zu Ende zu bringen: "Könnte es nicht sein, dass der Port...?" " Nein, die Spannung ist viel zu hoch: 120 V statt 95 V". Am nächsten Morgen tauchte der schwarze Engel freudestrahlend wieder auf. "Wissen Sie, woran es lag?" "Darf ich dreimal raten?" "Nicht nötig, der Port!"

Mögen die Barden und Bänkelsänger noch in Generationen und Äonen an den Lagerfeuern und Denkstätten von der Weisheit und den Heldentaten *Peters* im Kampf gegen den Lindwurm im Dschungel der elektronischen Mächte künden.

Als wir vor Jahren in Namibia unterwegs waren und mit einer Reifenpanne glücklicherweise in der Nähe einer Farm liegen blieben, kurbelte der freundliche Viehzüchter mit seinem uralten Feldtelefon ein paarmal, um seine Nachbarn nach einem Exemplar der richtigen Reifengröße zu fragen. Eine Stunde später hatten wir es. „Übrigens, das Gerät ist noch von der Deutschen Reichspost, Baujahr 1914. Hat seitdem trotz Wüstenhitze und Sandsturm nie gestreikt".

Statt der gewohnten Mittwochsmail nach Pfingsten gab es vor der Mitgliederversammlung eine echte Blitzmail, da dieses Element zahlreiche elektronische Leitungen und Geräte auf dem Hof lahmgelegt hatte. Die **CSA Mitgliederversammlung** stand ganz im Zeichen einer Entwicklung unserer Gemeinschaft. Deutlich wurde, dass unser Budget äußerst knapp gestrickt ist. Ohne die vielfältige Hilfe und Unterstützung der Mitglieder wäre es nicht zu schaffen. Wichtig ist jetzt eine aktive Mitgliederwerbung. 30 neue Mitglieder sind das Ziel. Dann könnten wir die Sonne des finanziellen Erfolgs strahlen sehen.

Die EU ist ja so eine Sache. Guten Mutes wollten wir alle als bravehearted Hofbewohner der demokratischen Hoffnung eine Stimme geben. Aber oh Graus, Rosalind, die seit 15 Jahren auf unserem Hof wohnt, durfte zwar unseren Bürgermeister wählen - der übrigens unsere Mitgliederversammlung zierte - aber nicht das europäische Parlament! Sie ist in Schottland geboren und besitzt einen europäischen Pass, eine deutsche Steuernummer und hat den einzigen Wohnsitz in Bramsche. Wir sind gespannt, ob Ihre Kinder - für das jüngste hat der Bundespräsident die Patenschaft übernommen - demnächst auch nicht vom europäischen Wahlrecht Gebrauch machen dürfen. Vielleicht sollte die OSZE Wahlprüfungskommission statt in der Ukraine auch mal in Bramsche tätig werden. Da ist es doch schön, dass der intellektuelle Talkshowling Giovanni di Lorenzo vom Zentralorgan deutscher Studienräte (Die Zeit) in seinem grenzenlosen Selbstbewusstsein betonte, dass er zweimal gewählt hat. Das alte preußische Dreiklassenwahlrecht scheint doch noch auf europäischer Ebene fröhliche Urständ feiern zu dürfen.

Die deutsche Bundesregierung hat mit Unterstützung des Bundestages beschlossen, dass sie vorerst keine Gentechnik will. Schön! Gleichzeitig arbeiten die Kanzlerin Frau Merkel, sowie der Bundeswirtschaftsminister Gabriel („500.000 Unterschriften dagegen, was ist das schon") mit vollem Elan auf die Unterwerfungspolitik namens Freihandelsabkommen hin, dass 2015 verabschiedet werden soll. Dann ist das Gentechnikmoratorium hinfällig, weil ein Handelshemmnis für die USA. Für wie blöd hält man uns eigentlich? Bürgertäuschung 2.0! Will man die Politikverdrossenheit auf die Spitze treiben?

Einen Vorgeschmack nach dem Prinzip „to big to fail" hatten uns Merkel und Steinbrück ja schon bei der Bankenrettung gegeben. Milliarden wurden den Spekulanten der Großbanken in den Rachen geschoben. Gewissermaßen ein bedingungsloses Grundeinkommen für das Kapital. Nun wird auch noch die Justiz nach dem gleichen Prinzip aus den Angeln gehoben. Generalbundesanwalt Range sieht keine Möglichkeit für ein Ermittlungsverfahren wegen massiven und gesetzwidrigen Gesetzesverstoßes der NSA. Man stelle sich vor, wir würden massenhaft das Post- und Fernmeldegeheimnis brechen, die Briefe unserer Nachbarn öffnen und ihr Telefon anzapfen. To big to fail? Ein Vorbote dessen, was mit dem Freibeuterabkommen erst möglich wird. Zweiklassen- Rettungsschirm, Zweiklassen-Justiz, Zweiklassen-Besteuerung.

Da ist man doch wieder froh, wenn einem auf dem Hofrundgang die entspannt grunzende Swatje begegnet. Beim ersten Wurf in der Pfingstwoche hatte sie gleich elf Frischlinge geboren, wovon neun quicklebendig den Weg des forschenden Lernens beschritten haben. Nach drei Tagen versuchten sie bereits, mit ihren winzigen Stupsnäschen den Boden zu pflügen. Zwei Wochen später mussten sie abgehalten werden, den Zufahrtsweg zum Hof zu renaturieren .

Alle haben es wahrscheinlich schon gesehen. Lukas´ Jahresarbeit, der Präparateturm, hat endlich seine Kupferkrönung bekommen. Nach hoffnungsfrohen Lötversuchen vieler Beteiligter hat Frank sich der Sache angenommen und das Werk vollendet.

Als neue Mitarbeiterin wird demnächst Anja in der Form einer vom Arbeitsamt geförderten Umschulung das Gartenteam bereichern. Herzlich willkommen!

Der NDR hat seine Dreharbeiten für einen 90 minütigen Film über das Projekt Hof Pente aufgenommen.

Herzliche Sommergrüße vom CSA Hof Pente

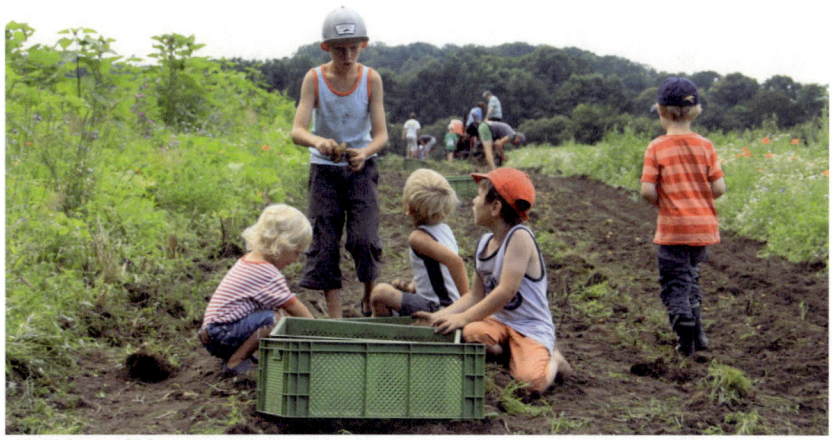

Frühkartoffeln ernten

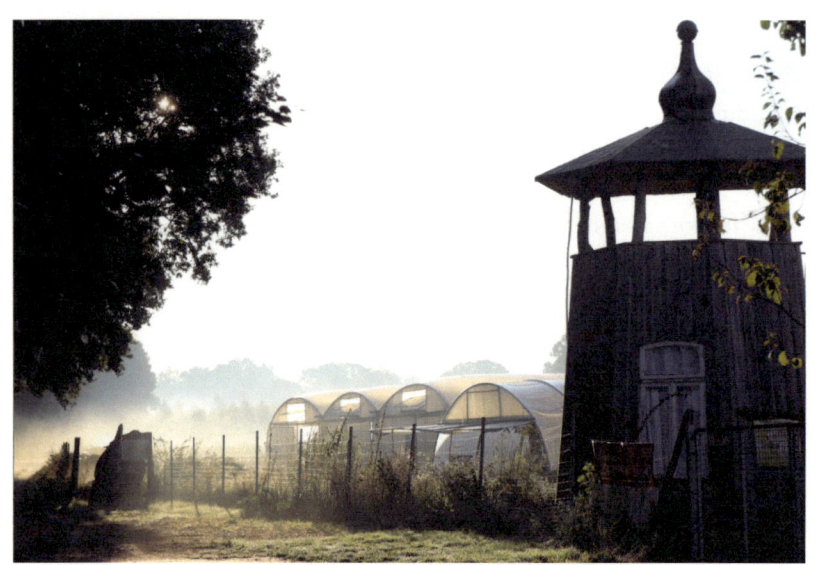

Der Präparateturm mit Zwiebelturmdächlein aus Kupfer

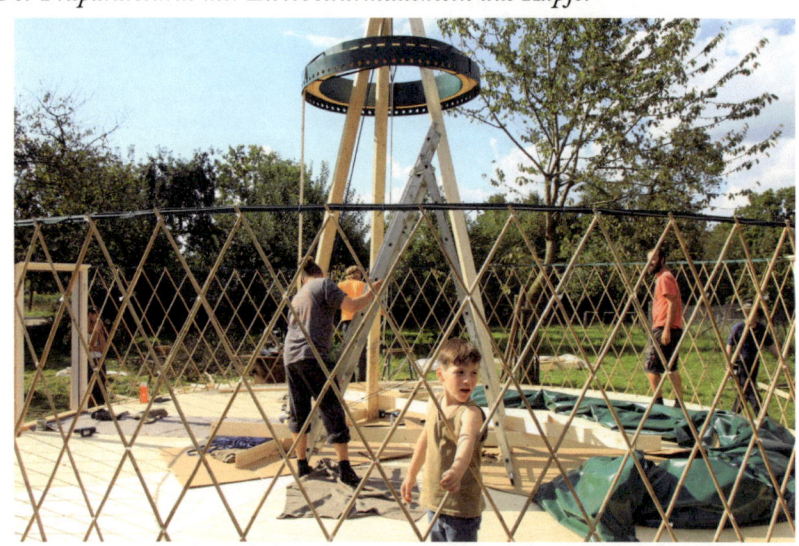

Die Jurte wurde als Mobiles Klassenzimmer von der Schinke & Herzon GbR gebaut: info@transportable-raeume.de – wärmstens zu empfehlen!

August 2014

> Alles hat seine Zeit
> Ein jegliches hat seine Zeit,
> und alles Vorhaben unter dem Himmel
> hat seine Stunde:
> Geboren werden hat seine Zeit,
> Sterben hat seine Zeit;
> Pflanzen hat seine Zeit,
> Ausreißen, was gepflanzt ist, hat seine Zeit,…
> Da merkte ich, dass es nichts Besseres gibt,
> als fröhlich sein
> und sich gütlich tun in seinem Leben.
> Prediger Salomo 3.1-15 (Altes Testament)

Der Juli setzte sein feucht-wechsel-warmes Wetter zur Freude der **Phytophtora** (Kraut-und Knollenfäule) fort. Saftige Schmöttke begrenzte die Befahrbarkeit des Ackers. Schnecken warfen ihre Sonnenschirme weg und schleimten sich schmatzend im Erdreich ein. Langsam möchte man die Sonne ermutigen, ihr strahlendes Sommerregiment zu ergreifen.

Alles hat seine **Zeit**. Die belle Epoque der Erdbeerzeit brachte uns leckere Süßigkeiten. Die Frühkartoffelzeit verwöhnt uns mit butterschmelzzarten Erdäpfeln. Die Gurkenzeit steht in voller knackiger, aromatischer Blüte. Die Tomatenzeit nimmt großzügige rote Formen an. Die Zeit wird im griechischen Mythos differenziert nach der langsam fließenden Zeit und dem richtigen Zeitpunkt. Manchmal scheint es so, dass uns Menschen das Gefühl für den richtigen Zeitpunkt verloren gegangen ist. Zum Beispiel wenn wir glauben, dass frische Erdbeeren im Winter einen natürlich guten Geschmack haben können, oder Tomaten im Januar die aromatische Fülle des Sommers entfalten. **Saisonalität** nennen wir das. **Chronos** verkörperte den alten Griechen die fließende Zeit, den weisen Alten, der die Zeit in Erfahrung verwandelt und den Weg zu sich selbst findet. Er lässt die Dinge in aller Ruhe reifen und sieht in allem die positiven Möglichkeiten.

Kairos ist der jüngste Sohn des Gottvater Zeus und damit Enkel des Chronos. Er trägt einen Haarschopf an der Stirn und ist kahl im Nacken. Daher heißt es auch "die Gelegenheit beim Schopfe packen". Kairos steht auch für das Abwerfen von unnützem Ballast, der uns gefangen hält, oder abhält, sich für die Zukunft zu öffnen, wenn die Zeit reif ist. Kairos stellt den dimensionslosen Punkt in der Gegenwart dar, den einzigen Moment, in dem wir uns entscheiden.

Hochzeit - Anna und Lukas feierten die neue Gestalt ihrer Beziehung mit einem von vielen guten Geistern getragenen Fest auf dem Hof. Selbst der Wettergott ignorierte die Katastrophen- Prophezeiungen des Deutschen Wetterdienstes völlig und schob persönlich die Wolkendecke so weit auseinander, dass er außer einem winzigen Segensguß ein entspanntes Feierwetter schicken konnte.

Die Hochzeitsprozession zog gen Süden durch die Kastanienallee. Durch den grüngotischen Heckengang erreichte sie den Feierkreis in der blühenden Kleegras- Maienwiese bei den alten Quellen. Über 200 Menschen hörten unter der Regie von Hofpfarrer Martin den Hauch eines "Ja" in die Zukunft strömen.

Derweil warteten mehr als 50 Torten auf den stabilen, festlich geschmückten Werkbänken in der blitzsauberen Werkstatt, um bereitwillig ihren Dienst an hungrigen Menschen zu erfüllen. Die Wallenhorster Messdiener hatten sicherheitshalber zusätzlich ihr Großzelt aufgebaut. *Hedwigs* fürsorgliche Seele durchströmte strukturbildend die Wohlfühlseite des Festes. Mangelerscheinungen wie bei der biblischen Hochzeit zu Kana wurden durch eine permanente wunderbare Brot-et-cetera-Vermehrung im Keime erstickt. *Basti* und *Jonathan* arbeiteten als Geschmacksveredler an dampfenden Riesentöpfen für das stürmische Wachstum der Geschmacksknospen zahlreicher Gäste. Bei dem musischen Hintergrund des Festpaares nicht erstaunlich, sorgte ein permanentes musikalisches Hochzeitsvariete der Gäste für ein volles Programm. Der *Hofchor* durfte mit einer herzerwärmenden Moritat nicht fehlen. Die Hofrapper *Ingmar* und *Tobias*, instrumental untermalt von *Anandas* Zauberklängen und unterstützt von den Go go's *Chantal* und *Christoph*, sorgten mit ihrem Hochzeitsrap für eine Stimmung, dass sich die Bänke bogen. Manches Jankerl und Push up geriet bedrohlich an die Grenzen seiner Belastbarkeit.

Lukas und *Anna* können mittlerweile entspannt unter die gemeinsame CSA Decke krabbeln. Zehn Mitglieder hatten unter der konspirativen Anleitung von *Marsha* eine wunderbare Flickendecke gefertigt und auf der Bühne überreicht.

Selbst unser Rindvieh *Carla* schenkte dem Fest als Fruchtbarkeitssymbol in der Hochzeitsnacht ein mittlerweile munter springendes Kuhkälbchen.

Ein **Hoffest** kann manchmal auch einen nachhaltigen Schub zur Vollendung liegengebliebene Projekte bringen. Sogar unser *Balkon* für den Gemeinschaftsraum wurde unter dem Druck der Ereignisse fertig. Die Konstruktion, bestehend aus gußeisernen bayerischen Kuhstallsäulen, Resten eines hessischen Ehrengrabes, Landmaschinenschrott und der Sonne eines alten Ofens, wurde gerade mal 1 Minute vor dem letzten Abholtagsverkehr mit dem Frontlader, der als Arbeitsbühne diente, fertig aufgestellt. Hier noch eine kleine Denksportaufgabe - wenn das nach dem Beinsportmarathon der letzten Wochen noch möglich ist. Was kann bei einem solchen scheinbar einfachen Arbeitsvorgang nach dem EU Recht alles falsch laufen? Das ist wichtig. Denn was kann man mit einer Arbeitsbühne nicht alles machen: Äpfel pflücken, Dachrinnen säubern, Fenster einsetzen, Bäume ausasten… wenn man also so etwas anbaut, dann entsteht nach der Maschinenbaurichtlinie 2006/42/EG ein neues baumusterpflichtiges Gerät. Ohne offizielle Prüfung des TÜV oder der Dekra darf man dieses Gerät, bestehend aus Anbauteil, einer Konsole und dem Trecker, nur für sich und seine Familie einsetzen. Wenn also z.B. *Ingmar* statt *Tobias* bei diesem Einsatz auf dem Trecker sitzt handelt es sich nach der Maschinenbaurichtlinie um ein "In - Verkehr -bringen". Das aber erfordert jeweils eine gültige Baumusterprüfung und -bescheinigung. Das kostet etwa 2500 bis 3000 €. Sollte die Arbeitsbühne dann an einen anderen Schlepper angebaut werden, ist ebenfalls eine neue Prüfung mit entsprechenden Kosten erforderlich. Es gibt aber einen Trick: Wenn man die Arbeitsbühne nur mit einem Spanngurt provisorisch befestigt, gilt sie nach dieser Richtlinie als Last. Dann können sowohl Tobias und auch Ingmar, Lukas und andere den Trecker fahren, oder als „Last" auch auf die Palette steigen. Haftungsrechtlich ist dann der Betrieb aus dem Schneider. Ob man diese Palette dann mit Gurt, Rödeldraht, oder Strohbändern sichert, interessiert den Gesetzgeber bei einem etwaigen Unfall plötzlich nicht mehr. Wie blöd ist das denn? Gehört aber zum Ausbildungswissen!

Es gibt inzwischen eine neue **EU Verordnung** Nummer 1774. Danach ist **Pferdemist,** der auch im Biobereich von den Anbauverbänden zugelassen ist, nicht mehr als Wirtschaftsdünger, sondern als Abfall anzusehen, der nach den entsprechenden Richtlinien entsorgt werden muss. Obwohl er vergleichsweise als weitgehend schadstofffrei gilt. Der Hintergrund? Pferde gelten nach dieser Verordnung nicht mehr als Nutztiere in der Landwirtschaft, wie zum Beispiel Schweine, Rinder, et cetera. Plötzlich wird Mist auf dem Papier des Grünen Schreibtisches zu Abfall. Und so schließen wir messerscharf - was nicht sein kann, nicht mehr sein darf!

Auch von der **Wissenschaft** kommen bedrohliche Nachrichten: "Biokühe furzen schlimmer" hieß es kürzlich in einer WDR Sendung. Forscher der Uni Bonn haben angeblich herausgefunden, dass der "Ausstoß klimarelevanter Gase bei der Rindviehhaltung", wie es so schön heißt, erheblich zur Erderwärmung beitrage. Also nicht:" Gut Fleisch will Weide haben". Sondern: ab in den Stall. Danach schadet ein Biorindvieh, das so viel Gras fressen kann es will, dem Klima mehr, weil es im Vergleich häufiger Furzen soll als eingesperrte. Welch Weltuntergang droht von der Bio Landwirtschaft! Da haben die Forscher wohl die sinnvolle CO_2 Senke namens Humus vergessen, der entwickelt sich nämlich insbesondere durch den Rinderdung und die biodynamischen Hornmistpräparate sehr gut und verbessert dadurch auch das Klima. Außerdem ist es doch vergleichsweise mickrig, das allein im US Luftwaffen Stützpunkt Bischkek in Kirgisien 9000 Olympia Pools voller Flugbenzin von der US Airforce bei ihrem sinnlosen Afghanistan Einsatz in die Luft geblasen wurde. Es ist ja alles nochmal gut gegangen. Aber die Welt steht am Abgrund - und dann ein Furz zu viel von einer Biokuh und puff - das war's dann. Gestern standen wir am Abgrund, heute sind wir schon einen Schritt weiter. Wie wär's, wenn wir die Kuhfürze auffangen würden? Das könnte uns unabhängiger von russischem Erdgas machen und wir bräuchten auch künftig keine Bundeswehr in die Ukraine zu schicken. Nach einer Studie für angewandte Flatologie der Freien Universität Pforzheim könnten wir durch Ernährungsumstellung auf Hülsenfrüchte mit mehr Rhamnose, Raffinose und Stachyosezucker, die im Dünndarm nicht verwertet und erst von den Bakterien des Dickdarms zersetzt werden, noch eine erhebliche Steigerung der Gasproduktion bei den Menschen erreichen (aus der Zeitschrift: *Punkt und Kreis*). Empfohlen sei dazu ein ambulantes Furzkissen.

Manche unserer Leser wollen doch gern wissen, wie die Geschichten aus der letzten Ausgabe weitergehen.

Zum Untergang des **Mais**es: Ach, was blutet das Bauernherz, wenn die Saat, die mit Arbeit und Liebe dem Boden anvertraut wurde, umgegrubbert werden muss. Nun versuchten wir es mit der Aussaat von Buchweizen - ein Korn, das kein Getreide, sondern ein Knöterich ist. Er kann noch spät angebaut werden und wird mit seinen herrlichen weißen Blüten von den Bienen orgiastisch gefeiert. In der Moorkultivierung wurde er auch als Pionierfrucht eingesetzt. Bekannt auf dem Lande sind die herrlich nussigen Pfannkuchen: "Bookweten Jan Hinnerk".

Leider ist dieses Jahr auch kein erfolgreiches **Petersilienjahr**, nicht nur bei uns, sondern auch auf anderen Betrieben kämpfen die Petersilienpflanzen mit den Wetterunbilden.

Zur **Telekommunikation**: Nach Wochen sind noch die Folgen der Softwarezerstörungen und der PC Neu-Konfigurationen zu spüren. Wie wäre es um unsere Zivilisation bei einem flächendeckenden Black-out bestellt? (Dazu empfehlenswert der gleichnamige spannende Thriller...) Die

Deutsche Telekom hat uns erstmal zur Beruhigung ein Päckchen mit Blumensamen geschickt. Toll! Leider trillert es auch bei der Versicherung nur mäßig. Da weiß man, was ein zwei Jahre alter PC noch wert ist. Lohnt nicht einzupökeln. Die Arbeit steckt ja in den zerstörten Programmen, Konfigurationen und Adressdateien. Und das wird ja seltsamerweise überhaupt nicht entschädigt. Ein von unserer Versicherung geschickter Gut(Bös)-achter, der zahlreiche Qualifikationen wie eine Monstranz auf der Visitenkarte vor sich her trug, erklärte mit stolz geschwollener Brust, wie er die Versicherten bei wichtigen Entschädigungsfragen vor Gericht überlistet. Zum Beispiel: ein Bauer hatte sein Wirtschaftsgebäude mit aufstehender Solaranlage mit 1 Million € versichert. Totalschaden durch Brand. Nun fand der glorreiche Gutachter vor Gericht heraus, dass ein Kurzschluss in der Solaranlage die Ursache gewesen sein könnte. Ob der Bauer eine regelmäßige jährliche Wartung dokumentieren könne? Nein? Naja, so gibt´s halt nur 50.000 €. Ein lehrreicher Nachhilfekurs in Ver(un)sicherungs- Mathematik.

Neues zur **Gentechnikfront**: die EU hat die Gentechnik nicht verboten, sie hat nun trickreich beschlossen, dass die nationalen Regierungen selbst entscheiden können, ob sie Gentechnik zulassen wollen. Der winzige Haken ist dabei, dass eigentlich „souveräne Staaten" dann bei einem geplanten Verbot die Zustimmung von privaten Gentechnikkonzernen einholen müssen. Ooooch, das ist ja nett und mutig von den Politikern und so lobbykratisch. Das Freibeuterabkommen lässt schon mal grüßen. Da möchte man das Märchen nach dem Motto "vom lieben Wolf und den bösen Geißlein" doch gleich zeitgemäß umschreiben. Die Geißlein sprechen zum lieben Wolf: "es wäre ganz nett, wenn du uns nicht auffressen würdest. Aber naja, wenn dein Appetit doch so groß ist, dann ist uns das natürlich auch recht." Dann brauchen auch die dummen Geißlein nicht mehr gerettet zu werden. - Aber verflixt nochmal, der Wolf sollte doch lieber mit Wackersteinen im Bauch versenkt werden!

Neues von der **EU-Bio-Richtlinien** Front: man erinnere, die Biobauern sollen haftbar gemacht werden, wenn deren konventionell wirtschaftende Nachbarn ihnen aufgrund mangelnden Abstands die Felder vergiften. Anstatt gesetzlich einen entsprechenden Sicherheitsabstand für den Pestizideinsatz festzulegen, sollen die Biobauern in Umkehrung des Verursacherprinzips den Schaden tragen. Der Vertreter der EU-Kommission *Joao Onofre*, sagte kürzlich in einem Interview mit der Wachstumsbauernzeitschrift "top-agrar", die Biobauern und ihre Verbände würden sich seit jeher gegen die Entwicklung stellen, deshalb dürfe man sie gar nicht mitentscheiden lassen und müsse von oben die Bedingungen diktieren. Das ist aber supermutig gegen die wenigen Ökos, das würde man ja auch gern von der EU gegen die Chemiemulti-Lobby hören! Dabei sind es die Biobauern gewesen, die aus ethisch moralischen Gründen die Richtlinien erst entwickelt und von der EU immer wieder – meist vergeblich - eine Verbesserung der Standards gefordert haben. Es scheint sich der Verdacht zu erhärten, dass bestimmte Lobbyisten die EU-Bürokratie nutzen, um die Vorschriften soweit zu verschärfen, dass der Bioanbau in Europa massiv zurückgedrängt wird. Beispiele:

- Zaghafte Bioangebote, zum Beispiel in Tankstellen, werden durch irreale Auflagen verhindert.

- Einzelne Sorten, die noch nicht in Bioqualität für die Aussaat erhältlich sind, werden trotzdem verlangt, ansonsten deren Aussaat verboten.

- Schäden, die von der Chemieindustrie den Ökobauern durch Vergiftung von Natur und Kultur angetan werden, sind von den Ökobauern zu tragen.

So arbeitet die EU auf die Zerstörung des Bioanbaus hin unter dem Deckmantel, ihn fördern zu wollen. Dabei treten die ungewählten Politikkommissare mit der Arroganz der Macht undemokratischer Strukturen auf.

Es gelingt aber der Lobbystruktur nicht immer, die Öffentlichkeit flächendeckend irrezuführen. So gelangte die Tatsache an die Öffentlichkeit, dass die **Pestizidbelastung** von etwa 80 % der europäischen Gewässer mittlerweile dramatisch zugenommen hat. Das fanden Forscher des Leipziger Helmholtz Instituts für Umweltforschung und der Universität Koblenz-Landau, zusammen mit französischen und Schweizer Wissenschaftlern heraus. (TAZ vom 17.6. 2014). Wobei die Giftlasten, so die Forscher, von den kleinsten Bächen in größere Gewässer und Flüsse weiter getragen werden. Hauptverursacher sind Agrargifte und Kläranlagen. Für die vergifteten Flüsse sollen nun Ausnahmeregelungen von den zugelassenen Gift Höchstwerten erwirkt werden. Oh, da werden die Flüsse aber dankbar sein, dass sie weiter fließen dürfen. Und erst die Chemieindustrie! Grenzwerte höher setzen ist ja für die Politik Bürokratie ein beliebtes Spiel und wesentlich einfacher, als sich wegen der Vergiftungen mit der Pestizidindustrie anzulegen. Was gehen uns schon die Ursachen an - eine völlig verfehlte Agrarpolitik, die solche Entwicklungen mit Verbraucher- Milliarden nicht nur toleriert sondern fördert?

Bei einer aktuellen Studie der *Radbound Universität Nimwegen* fanden die Forscher heraus, dass bereits ein Zwanzigmillionstel Gramm des Pestizids *Imidacloprid* pro Liter Oberflächenwasser zu einem nachweisbaren **Rückgang der Singvögel** führt. Und zwar indirekt. Das Gift schädigt das Nervensystem von Insekten und anderen Wirbellosen Tieren, welche die Nahrungsgrundlage der Vögel bilden. Der größte Teil der Agrargifte fliegt als giftiger Staub durch die Biotope und schädigt damit die Selbstregulierungskräfte der Natur, die Basis auch des Ökolandbaus sind.

Dazu passt wie die Faust aufs Auge, dass die Bundesregierung die letzten Chancen des "**Greenings**" in der Agrarreform zerstört hat. Das Prinzip "öffentliches Geld nur für öffentliche Leistungen" hat die Große Koalition gerade abgeschafft. Nun dürfen auch die ökologischen Vorrangflächen mit Giftcocktails behandelt werden (Bioland 6/2014).

Auch von der **Antibiotikafront** gibt es nichts Gutes zu berichten. Zwar wussten wir schon immer: "Fleisch ist kein Gemüse – Fleisch ißt

Gemüse". Aber es kommt noch schlimmer. Das geht auch die eingefleischtesten Vegetarier an: Das in der konventionellen Tierhaltung zur Mast eingesetzte Antibiotikum *Sulfadiazin* gelangt über die Gülle auf die Äcker und damit über den Boden in die Nutzpflanzen, wie zum Beispiel Salat (ARD Monitor v. 10.7.2014).

Die wirklichen Alternativen kosten Arbeit, Einfühlung, Intelligenz und rechtzeitiges Handeln (Kairos). Das hat auch die fleißigen Mitglieder ermutigt, in den Kampf gegen die gerade sich anschickende explosionsartige **Kartoffelkäferinvasion** zu ziehen. Konsequent wurden die schwarzgelb gefrackten Schädlinge samt der gefräßigen orangenen Maden und der mit gelben Eiern bestifteten Blätter in Eimerchen sammelt. Dann wurden sie ertränkt und anschließend zumindest schmerzfrei verascht.

Nun die guten Nachrichten:

Da strahlen unsere **Hofschwalben** zur Zeit echte Lebensfreude aus. Der jugendliche Nachwuchs wird von den Eltern geduldig für den Pilotenschein trainiert. Statt Kerosin verbraucht eine sechsköpfige Schwalbenfamilie etwa 250.000 Insekten, das sind etwa 1 Kg pro Flugsaison.

Basti hat sich Gedanken zur Weiterentwicklung des Tomatenanbaus gemacht. Viele Mitglieder nutzten die Möglichkeit zur Verkostung von „Ruthje", „Trixie", „Zuckertraube", „Yellow Submarine", „Black Cherry" und „San Marzano".

Herzlichen Glückwunsch: Unser Azubi *Ingmar* hat seine Gesellenprüfung bei der Landwirtschaftskammer erfolgreich abgeschlossen. Herzlich willkommen: Neu hinzu kommt zum 1. August *Jana*, die einigen sicher noch aus ihrer Praktikumszeit auf dem Hof bekannt ist.

Die *Software AG Stiftung* hat den Projektantrag für unsere pädagogische Arbeit bewilligt. Als sichtbares Zeichen wird demnächst eine **Jurte** zu sehen sein. Sie ist die Lern-Unterkunft für eine Schulklasse, die im Herbst 4 Wochen praktische Hoflernarbeit unternehmen wird.

Der Besucherstrom reißt nicht ab. Zahlreiche **Schulklassen** wollen unseren Betrieb kennen lernen.

Aber er reicht auch bis zu den Antipoden: der zuständige Landwirtschaftsdirektor für Bildung und Ausbildung der Regierung von **Osttimor** wollte unser CSA Projekt kennen lernen.

Die Dreharbeiten mit dem **NDR Team** entfalten sich entspannt. Allerdings war der Kameramann von der Wehrhaftigkeit unserer Hofbewohner nachhaltig beeindruckt. Bei der Arbeit am offenen Bienenkasten musste der Dreh fluchtartig abgebrochen werden. Vorher hatten sich allerdings einige Bienen in der Wolle der eigentlich lammfrommen neugierigen Schafe verheddert. Stress pur.

Die Rache ist süß aber auch spitz – und trifft manchmal den Falschen.
Herzliche Sommergrüße
Euer Team vom CSA Hof Pente

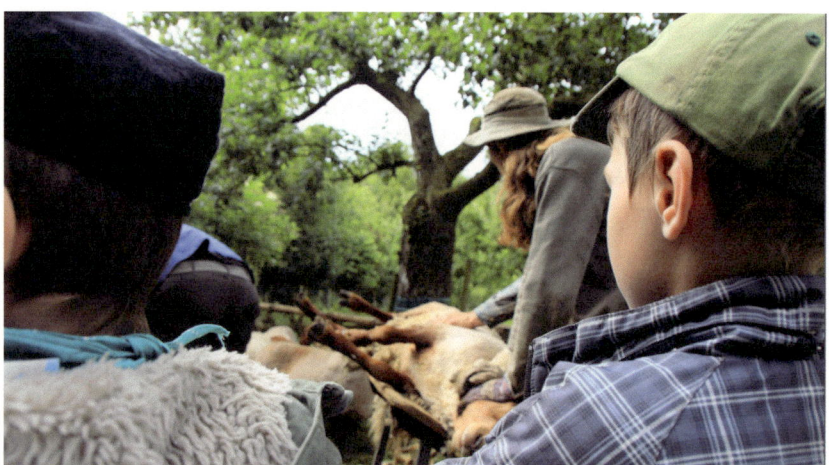

Kinder schauen zu beim Schafe scheren

September 2014

> Cogito, ergo sum.
> Ich summe –
> also Bien ich.
> Wir sind das Volk!
> *Frei nach René Descartes*

Noch stehen die Hortensien in voller Pracht. Die Stockrosen bilden ihre letzten rotleuchtend farbenfrohen Blütenkelche aus und verwandeln gleichzeitig ihre gesammelten Sonnenkräfte in Samen für das nächste Jahr. Goldene Lichtfäden der tiefer stehenden Sonne tauchen die Natur in einen gold-samtigen Sphärenschimmer.

Die fleißigen **Bienen** haben sich allerlei Mühe gegeben, uns im kommenden Winter mit sommersüßem Honig zu versorgen. Doch mancher Flug musste mit dem Leben bezahlt werden. Konventionelle Nachbarn spritzten ihre Kartoffelfelder bis zu 30 Mal, gleich zweimal pro Woche, um den Pilz *Phytophtora* mit einem Fungizid zu bekämpfen. Das bewirkte, dass von den saftigen Blättern des Kartoffelkrauts zahlreiche Blattläuse angelockt wurden. Blattläuse produzieren einen süßen Nektar, den die Bienen so gern mögen. Diese Lust war der Bienen Verderben. Denn: nur eine tote Blattlaus ist eine gute Blattlaus. Die Insektizidbrühe aus den Giftspritzen der Feldnachbarn schwächte und vernichtete einen Teil unserer kerngesunden Völker, auf die wir unsere Honigernte gebaut hatten. Anfang August belohnte Lukas die Überlebenden mit einem reichhaltigen Zuckermahl von 200 Kilo in Wasser gelöstem Biozucker für ihren heldenhaften Einsatz. Eine gute Vorsorge für ihre materielle Alterssicherung und die Biozentralheizung des Biens im Stock.

Das feucht-warme Wetter hat auch den Schleimpilz *Plasmodiaphora brassicae* zu Hochformen auflaufen lassen. Er macht sich an die Wurzeln von Kreuzblütlern (Kohlgewächsen) ran und sorgt für eine übermäßige Mobilisierung von Wachstumshormonen an den Wurzeln, die zu Wurzelgeschwulsten führen. In der Folge werden die Blätter nicht mehr ausreichend mit Wasser versorgt und sterben ab. Die Krankheit wird **Kohlhernie** genannt und befällt alle Kohlarten. Dazu gehören auch Rettich, Radies, Raps, Senf oder Hirtentäschelkraut. Letztere waren Unkräuter und somit Überträger auf unserer bewusst „jungfräulich" (also erstmalig) gewählten Kohlfläche. Da die Sporen bis zu 20 Jahre im Boden aktiv bleiben, muss man eine entsprechende Fruchtfolge/Pause planen. Wir haben die betroffenen Flächen mit Kalk über einen alten Schneckenwalzensteuer behandelt und die Erde mit der Kreiselegge gekrümelt. Wir hoffen, dass wir dem Winterkohl durch diese Bodensanierung gute Wachstumsbedingungen ermöglicht haben.

Die **Getreideernte** konnte Anfang August erfolgreich abgeschlossen werden. Der alte Fahr- Mähdrescher, der nun seine 35. Erntesaison bewältigte, kommt langsam in die Jahre. Was sich an manchen Gelenk-, Muskel- und Sehnenschäden zeigt. Immer wieder müssen Kugellager, Gliederketten und Treibriemen ausgetauscht oder repariert werden. Aber wir haben es durch den gezielten Einsatz von *Lukas* in jeder guten Witterungsminute geschafft, das Korn noch rechtzeitig in qualitativ guter Verfassung einzubringen. Allerdings musste das Getreide noch nachgetrocknet werden. Da die Wäscheklammern dafür nicht reichten, haben wir die alte Getreidetrocknung mit dem Wärmetauscher einer alten Klimaanlage vom Schrott ausgerüstet. Wodurch nun die Holzhackschnitzelheizung für einen angenehmen Passatwind sorgen kann. Die Getreideerträge unserer alten Landsorten sind zwar nicht überwältigend, dafür versprechen sie aber über ihre Korngröße eine gute Backqualität. Mittlerweile zeigt sich, dass die einseitig auf Höchsterträge ausgerichtete konventionelle Pflanzenzüchtung verschiedene Schattenseiten hat. Die **Glutenunverträglichkeit** nimmt in der Bevölkerung durch die Bildung von Adenosin-Tri-Phosphat-Amylase (ATPA) in den Neuzüchtungen dramatisch zu. Wie neuere Forschungen an der Universität Mainz nahe legen, ist offenbar nicht das Gluten die Ursache, sondern das künstlich gezüchtete ATPA, welches die Resistenz der Pflanzen erhöhen soll. Da kann man schon ahnen, was die Gentechnik künftig alles anrichten könnte, wenn ihr die Fesseln der Vorsicht genommen werden, weil der Mensch in seinem profitvernebelten Wahn und seiner technischen Grobschlächtigkeit glaubt, alles schneller und besser machen zu können. Dabei zeigt die Natur selbst, bei genauerem Hinsehen, welche **Intelligenz** in ihr verborgen ist. Eine Studie an der University of Missouri fand heraus, dass **Pflanzen** sogar **hören** können. Die Forscher nahmen die Fressgeräusche von Schmetterlingsraupen an einer Senfpflanze auf. Später spielten sie diese Geräusche anderen noch nicht befallenen Pflanzen vor. Diese hatten nun ausreichend Zeit, um ein übelriechendes Senföl zu bilden. Angewidert durch die Appetit-verderbenden Gerüche kratzten die Schadinsekten nun die Kurve. Weil eine Pflanze bei Gefahr ja nicht einfach weglaufen kann, ist es für sie besonders wichtig, Abwehrmaßnahmen auszubilden. Vielleicht ist dies ein anderer Ansatz, biologischen Pflanzenschutz zu erforschen und zu betreiben, der diesen Namen auch verdient, statt geistlos Pestizide zu versprühen. Vielleicht können sensible musikalische Geister, kreativ geküsst von den Göttinnen der Natur, spezielle Pflanzensymphonien komponieren?

In Erweiterung der zunehmenden **Pestizidbelastung** von Gewässern (letzte NVH Ausgabe), haben aktuelle Untersuchungen herausgefunden, dass inzwischen auch Mineralwässer belastet sind. Ein winziger Trost aus Sicht der sozialen Gerechtigkeit ist, dass offenbar die teuren Marken in der Regel belasteter sind, als die billigen bei Lidl. Na dann Prost! Und mit dem Frack zur Fracking-Bar. Da warten Cocktails mit mehr als 150 fantasievollen Giften auf die Verseuchung des Grundwassers. Vielleicht hoffen ja die Multis schon auf das Geschäft mit destilliertem Wasser, wenn die Bevölkerung einst von der sinkenden Trinkwasserqualität desillusioniert ist. Also Aqua destillata statt Aqua desillusionata.

Wie fragil, aber auch vernetzt unsere lebendige Erde ist, zeigen Berechnungen des Heidelberger Umwelt-Prognose-Instituts (UPI). Die **atmosphärische Lufthülle**, in die wir unsere Abgase blasen, ist nur etwa 20 km dick. Bei einem Globus von 1 m Durchmesser sind das nur etwa 1 mm. Wäre die Erde umgerechnet nur ein Apfel, entspräche die Atmosphäre dann weniger als der Dicke der Apfelschale.

Wie gut das natürliche Reinigungssystem Erde bislang funktioniert, kann man am Beispiel des **Sauerstoffs** erkennen. Der gesamte Sauerstoff des Planeten (einschließlich der Ozeane) wurde schon 60 Mal vom Leben eingebaut und wieder ausgeatmet. Beim Stickstoff ist das schon etwa 800-Mal geschehen. Wie primitiv unsere menschliche Technik und Wirtschaft arbeitet, sehen wir daran, dass die Luft zum Beispiel schon bei einmaliger Verwendung im Verbrennungsmotor verpestet ist. Wie begrenzt und vernetzt das System ist, in dem wir durch den Kosmos fliegen, hat eine verblüffende Computerrechnung ergeben. Von einem Menschen, der vor etwa 2000 Jahren in Palästina lebte - Jesus? - sind in jedem heute lebenden Menschen rund 500 Milliarden Kohlenstoffatome enthalten, etwa zehn Picogramm. Das gilt übrigens auch für jeden anderen Menschen, der vor uns gelebt hat: wir besitzen im Durchschnitt von ihm ca. 10 Picogramm. (1 Picogramm = zehn hoch -12 g = ein Tausendmilliardstel Gramm (etwa das Gewicht eines Bakteriums). Dioxine werden beispielsweise in Picogramm gemessen. Ein Beispiel für die unendliche Vernetzung des Lebens. Deshalb enthält der alte Indianerspruch: "Was wir der Erde antun, tun wir uns selbst an" mehr Wahrheit als unsere primitive Einwegwirtschaft oder die banale Wachstumsideologie nach dem Maßstab des Bruttosozialprodukts. Nicht mal das fatale Harakiri Motto: "Nach uns die Sintflut" enthält eine reinigende Perspektive.

Dabei wurden trotz dieser Erkenntnisse die lobbygläubigen Politiker auf einem der letzten G8-Gipfel von den Multis überredet, die Landwirtschaft in Afrika nur noch dann mit unseren Steuermitteln zu fördern, wenn voll auf Agrargifte, Gentechnik und anderes Teufelszeug gesetzt wird. Obwohl diese Strategie dazu führt, dass die Ökosysteme stark belastet werden, Kleinbauern dem Elend preis- gegeben und der Hunger nicht beseitigt werden kann. Diese Strategie führt derzeitig weltweit pro Minute zur Vernichtung von etwa 23 ha = 230 000 Quadratmeter fruchtbaren Ackerbodens (ein ganzer Hof unserer Größenordnung)! Auch in Deutschland wird vom Umweltbundesamt die unzumutbare Bodenverdichtung durch Großmaschinen bereits auf 30 % der Agrarflächen eingeschätzt. Deshalb, macht mit bei der **Unterschriftensammlung** gegen die „New Alliance for Food Security and Nutrition in Africa" und die „German Food Partnership" (im Abholraum). Die Alternative zeigt der Welt Agrarbericht der Vereinten Nationen auf (kleinbäuerlich, intelligent, ökologisch, sozial, energieautark).

Aber auch hier haben es die kleinen Betriebe nicht leicht. Eine aktuelle Kostprobe: wir haben eine **Kuh von Waldorfschuleltern gekauft**, die sehr naturnah, ohne konventionelle Maßnahmen gehalten wurde. Sie war natürlich nicht biozertifiziert, weil sie keinen landwirtschaftlichen Betrieb haben. Per offizieller Blutprobe ist das Tier seuchenfrei. Aber jedes Rind muss einem Betriebsstatus in der Datenbank für Tiere haben und jeder Betrieb einen Seuchenstatus. Daher wird einmal jährlich eine Blutprobe gezogen. Dafür müssen alle Tier eingefangen werden. Da die Herkunftsfamilie keinen Betrieb hat, und unser Betrieb nur Bio-zertifizierte Tiere kaufen darf, übernahm *Lukas* das Rind. D.h., er hat einen „neuen Betrieb" ohne Status. Konsequent schrieb das Veterinäramt *Lukas* an, weil logischerweise bei bisherigem Nichtvorhandensein eines Betriebes dem Amt der Betriebsstatus nicht bekannt ist. Die letzte Blutprobe lag aber nur vier Wochen zurück und ist dem Amt bekannt. Also hat das Tier einen Status. Dieser ist dem Amt bekannt und nur durch den Halterwechsel ist ja das Tier nicht krank geworden. Nach der Datenbank des Veterinäramtes ist also völlig klar, dass das Tier einen seuchenfreien Status hat. Trotzdem wurde er mit einem Bußgeld belegt, mit der Aufforderung, das Tier nochmal untersuchen zu lassen, damit es den Status bekommt, den es schon hat. *Lukas* kann aber keinen Betriebsstatus beantragen, weil er weniger als 30 Kühe hat (nur diese eine). *Tobias* aber auch nicht (weil weniger als 30). Ein kleiner Betrieb (unter 30 Tieren) muss auf eigene Kosten alle Rinder untersuchen lassen, ein großer aber nicht. Der kleine Betrieb bekommt keine Bestätigung über den Betriebsstatus, obwohl er alle Tiere hat untersuchen lassen. Nichtbeachtung wird als Vergehen kostenpflichtig geahndet. Der Betrieb gesperrt. Die Tiere dürfen nicht auf die Weide. Was ist das für eine rattenscharfe Bürokratielogik zu Lasten kleiner Betriebe?

Eine gute Nachricht aus dem Reich der Erdwühler. Unsere **Sauen** *Mercedes* und *Mira* haben zusammen 20 Ferkelchen zur Welt gebracht. Es gab drei Todesfälle, so dass sich 17 nun nachhaltig auf ihren Lebensweg gemacht haben.

Bei den Coburger Füchsen haben noch drei Lämmchen die ansehnliche Herde vergrößert.

Emma und *Alice*, unsere untergetauchten **Ausreißhühner**, gebärden sich wieder unverschämt aktiv und haben mit ihrer Abenteuerlust leider ihre Artgenossinnen angesteckt, mit ihnen auf Wanderschaft zu gehen. Sie zeigen weder Angst vor dem Fuchs noch vor dem Finanzamt. Während *Ulrike* mit ihrer Kampfgruppe „MeinHof" wohl dauerhaft in die ewigen Jagdgründe eingegangen ist, hat sich die übrige Untergrundgruppe weiter differenziert. *Agnes* und *Helene* sind zu einem bürgerlichen Leben zurückgekehrt und haben uns durch ein überraschend hohes Serviceverständnis mit einem gut getarnten Eiernest von 18 Eiern neben unserer Haustür beglückt. Wir hegen allerdings auch den Verdacht, dass 4 aus dem Vollzug in ihrem Stammheim vorzeitig als Freigängerinnen Entlassene sich wieder dem Untergrund angeschlossen haben. Eine weitere Arbeitsgruppe emanzipierter Altgesellinnen genießt das Leben und palavert gelegentlich eifrig an einer Wasserpfütze, um ihren Schmöttke-Cappuccino zu genießen. Vielleicht wollen die Federtiere ihrer Midlifecrisis durch unkoordinierte Gartenarbeit entgehen, wie entsprechende Arbeitsergebnisse vermuten lassen. Schließlich sind sie in die Monate gekommen, haben ihr Arbeitseierkonto erfüllt und freuen sich auf Altersteilzeit oder Vorruhestand? Am 4. September wird ihr Arbeitgeber entscheiden, wer noch auf das Altenteil kommt und wer auf eine umgehende Auferstehung in Menschenfleisch - durch materielle Inkarnation als Suppenhuhn - hoffen kann. Aber schließlich ist es ja doch schöner, die Freiheitsimpulse der freigeistigen Vögel zu empfangen, als dass sich lethargisch-letale Käfigimpulse ins menschliche Bewusstsein einnisten. Am 10. September werden voraussichtlich 225 neue braune Junghennen neben den 100 weißen Altenteilerinnen die multikulturelle Hühnergesellschaft bereichern.

Inzwischen hat sich auch die **Brunnensanierung** weiter entwickelt. Unser Mitglied-der-ersten-Stunde *Jürgen* hat die Brunnenstube einschließlich Dach und Boden so gründlich bearbeitet und gestrichen, dass das Hygieneinstitut der städtischen Kliniken von Neid erblassen könnte. Vielleicht bietet er nach Abschluss der letzten Installation eine Gelegenheit zur Besichtigung für die Mitglieder an.

Tobias hat derweil in Rekordtempo sein **Büro** umgebaut und erweitert. Es war schon reichlich eng für jeden, der nicht schon als Kleinkind an der schier unendlichen Weite seines Laufställchens gelitten hat. Wahrscheinlich lag die Territorialfläche unterhalb jeder Minimalvorschrift für Bürotiere. Ein einmaliges Ensemble aus Poppensieker Rohholzbohlen dritter Wahl und Gasbetonsteinen sorgt nun für eine gewisse Ordnung in der Minimalbürokratie der CSA.

Mit den ersten Sonnenstrahlen fing der Aufbau der **Jurte** auf der Obstwiese an. Sie wird die Kinder der 3. Klasse der Waldorfschule während ihres Schulprojektes auf dem Hof im Oktober beheimaten. Das Projekt wird von der Software AG Stiftung und der GLS Bank gefördert.

Ende August läuft das dreimonatige Studienpraktikum von *Ananda* aus. Er hat unser Hofleben durch seinen unermüdlichen Einsatz, seine Hilfsbereitschaft und positive Ausstrahlung bereichert. Wir freuen uns auf sein in Aussicht gestelltes Wiederkommen!

Ausserdem haben unsere Mitglieder *Carola* eine Woche und *Ansgar* gleich mehrere Wochen uns tatkräftig unter die Arme gegriffen – dafür ebenfalls herzlichen Dank!

Zum 1. September beginnt unser neuer Azubi in der Landwirtschaft, *Paul*, seinen Dienst auf unserem Hof. Herzlich willkommen!

Übrigens hat der neue grüne Landwirtschaftsminister in Niedersachsen zum 1. August als Hauptabteilungsleiter für die Agrarwende den ehemaligen Präsidenten von Bioland, *Thomas Dosch*, berufen.

mit den besten Wünschen   euer Team vom CSA-Hof Pente

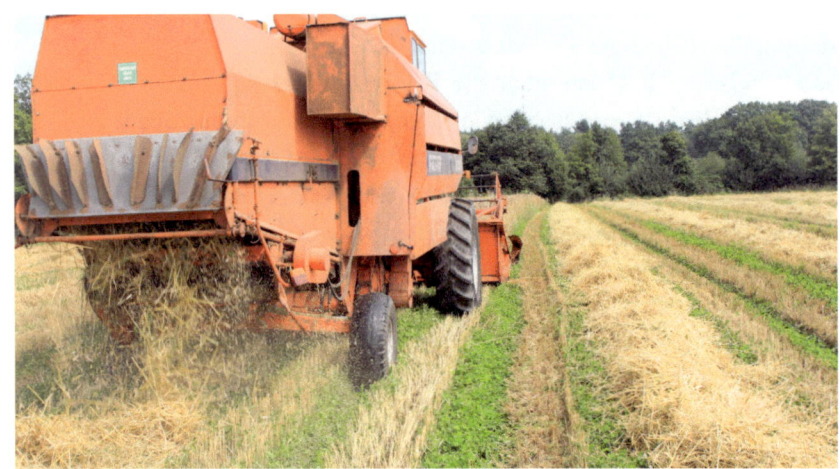

Der auf Dämmen angebaute Roggen mit Kleeuntersaat wird gedroschen

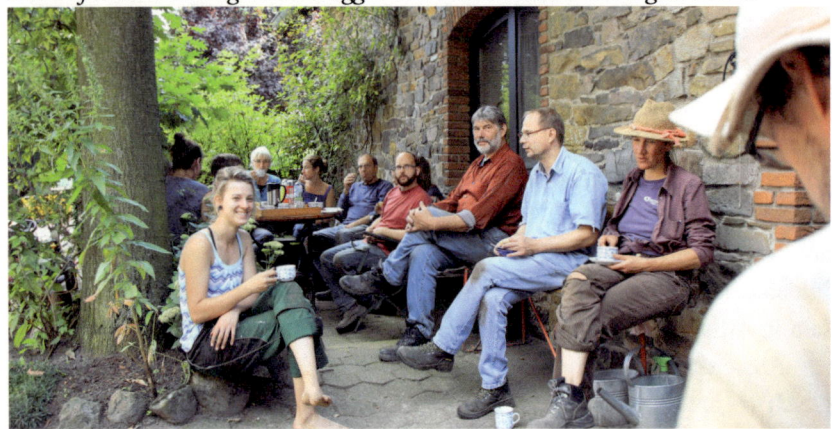

Kaffeepause

Oktober 2014

*Die Sonne scheint für dich - deinetwegen;
und wenn sie müde wird, beginnt der Mond,
und dann werden die Sterne angezündet.
Es wird Winter, die ganze Schöpfung verkleidet sich,
spielt verstecken, um dich zu vergnügen.
Es wird Frühling; Vögel schwärmen herbei,
dich zu erfreuen;
das Grün sprießt, der Wald wächst schön
und steht da wie eine Braut, dir Freude zu schenken.
Es wird Herbst, die Vögel ziehen fort, nicht weil sie sich rar machen wollen,
Nein, nur damit du ihrer nicht überdrüssig würdest.
Der Wald legt seinen Schmuck ab,
Nur um im nächsten Jahr neu zu erstehen, dich zu erfreuen...
all das sollte nichts sein, worüber du dich freuen kannst?*
Sören Kierkegaard

Der alte Sommer braucht schon etwas länger, um morgens aufzustehen. Dann aber durchleuchtet er vergoldend die grauen Nebel des aufsteigenden Alltags. Glitzernde Wasserperlen verzaubern die Haut der Pflanzen, tanzen auf den Seidenfäden der Spinnennetze im Gras. Silberschimmernde Traumfänger blitzen sternenfunkelnd zwischen den samenreifen Gartenstauden. Grau weiße Birken lassen ihr erstes goldgelbes Laub auf den frühherbstlichen Boden regnen.

Unsere bescheidene **Kartoffelernte** sagte noch einmal deutlich, dass sich die Kraft der Sonne in diesem Jahr nicht gut gegen das Element Wasser behaupten konnte. Statt der erwarteten 250-300 Doppelzentner vom Hektar gab es nur rund 100. Vielleicht können wir unsere Bunten Bentheimer Nachbarn fragen, ob sie bereit sind, etwas von dem eigentlich ihnen zugedachten Kartoffelkontingent abzugeben, wenn wir ihnen dafür als schmackhaften Ausgleich Kleegrassilage anbieten...

Südperu ist die eigentliche Heimat der Knolle, welche die Basis unserer multikulturellen Speisekarte bildet. 1564/65 also vor genau 450 Jahren sprang sie über den Ozean, um zunächst aufgrund ihrer schönen Blüten als Zierpflanze in Europa Verbreitung zu finden. (In demselben Jahr - vor 450 Jahren - wurde auch der Schlussbalken im ältesten noch bestehenden Gemäuer des Hofes, dem Bruchsteinhaus, gesetzt.)

Aber wir haben ja auch Alternativen zu dieser Gemüsebeilage. Mittlerweile hat sich herumgesprochen, dass die Pastinaken keine Sekte sind, sondern essbaren Wurzeln. Zwischendurch sollte man sich auch ein paar gaumo-erotische Begegnungen mit der Nacktgerste gönnen und sich von ihr zärtlich unsere Geschmacksknospen streicheln lassen. Und wir denken auch über die Nudelherstellung nach. Wer weiß, ob uns das gelingt?

Der milde Winter hat einen Großteil der (Nutzpflanzen-) **Schädlinge** überleben lassen. Mäusefamilien intensivierten den sozialen Wohnungsbau in den Dämmen der Wurzelgemüse. Kälteperioden verzögerten das Wachstum und die Reife vom Blumenkohl, Salat und Tomaten. Feucht-schwüle Luft dagegen beflügelte Pilze, Schnecken und Würmer zur intensiven Vermehrung. Im biologischen Land- und Gartenbau bleibt dann nur viel Handarbeit als Gegenstrategie. Befallene Blätter müssen vorsichtig entfernt, die Übertragung der Pilzsporen durch sorgfältige Reinigung von Arbeitskleidung und Geräten vermieden werden. Steinmehl wird von Hand als wirksamer Pflanzenschutz gegen Pilzbefall aufgetragen. Übrigens ist es natürlich völlig ungiftig. Der graue Steinmehlschleier auf Tomaten kann abgewaschen werden, muss er aber nicht. Denn er kann unseren Körper mit wertvollen Mineralien versorgen.

Die **Haupterntezeit** ist noch einmal die beste Gelegenheit, die Ergebnisse von Garten, Acker und Viehhaltung Revue passieren zu lassen, bevor die neuen Planungen Gestalt annehmen. Und sie ist Anlass, wieder über die Qualität unserer Arbeit und der Produkte nachzudenken. Die EU-Qualitätsbestimmungen über Güteklassen machen es sich oberflächlich einfach. Da werden zum Beispiel Äpfel, Tomaten Salate umso höher bewertet, je einheitlicher Form und Farbe der Partie sind. Und ob die Oberfläche frei von „Fehlern" ist. Danach werden sie in Handelsklassen Extra (H. E.), Handelsklasse 1 (H.I.), oder Handelsklasse2 (H.II.) eingeteilt. Der Inhalt und die Eigenschaften (Geschmack, Nährstoffe, Pestizidrückstände, etc.) spielen kaum eine Rolle. Wichtig sind die Vereinfachung bei Verpackung und Transport und natürlich die Oberfläche, die Optik, damit der Kunde zugreift. Bei Kartoffeln gibt es zum Beispiel eine optoelektronische Qualitätsprüfung auf Queckenlöcher, oder Rhizoctonia Schorf, die gesundheitlich überhaupt keine Rolle spielen. Niemand prüft, mit welchen Giften sie behandelt wurden. Durchschnittlich erfolgten in diesem Jahr bei Kartoffeln 26 Spritzungen mit systemischen Pestiziden, die in den Stoffkreislauf der Pflanzen gelangen. Und nach der Einlagerung werden die konventionellen Knollen noch einmal mit chemischen Keimhemmern kontaminiert. Das erscheint bescheuert, ist es aus Sicht des Handels aber nicht. Der Kunde will in erster Linie Makellosigkeit, wie es heißt. Der konkrete Prozess des Anbaus, die Pflege, interessiert angeblich niemanden. Auf die Packung kann man ja immer noch ein altes Fachwerkhaus aufdrucken, oder den Spruch "wie bei Muttern", oder "Hofladen".

Unsere Mitglieder dagegen haben sich in erster Linie für die Prozessqualität der Erzeugnisse entschieden. Wie wurde das Lebensmittel angebaut? Welche Lebensqualität haben die Tiere? Mittlerweile wird erkannt, dass sich Stress und Schmerzen der Tiere sogar in der Fleischqualität und der Hormonbelastung niederschlagen kann und sich damit auf den Menschen überträgt.

Der Geist, die Materie, die Intention –
was man sich einverleibt
wird zum eigenen Leib
wird zum eigenen Leben
zur eigenen Materie
zum eigenen Geist

Über das drohende **Freihandelsabkommen** wird deutlich, dass die konsequente Profitmaximierung ein Zeichen für sinkende Qualität sein kann. Kostenminimierung durch Arbeitsplatzvernichtung ist das Ziel. Als Symbol dafür gilt das Chlorhähnchen. An den Fließbändern des Todes gibt es dann kaum noch Hygienekontrollen. Die toten Vögel gehen ja noch durch ein Chemietauchbad.

Wie die tatsächlichen Qualitätseigenschaften und Oberflächlichkeit völlig auseinander laufen, zeigt sich am Beispiel **Hühnerei**. In den USA wird es gewaschen, um scheinbar sauber zu sein, um dann natürlich sofort in den Kühlschrank gelegt zu werden. Durch das Waschen wird jedoch die antibiotische Schutzschicht aus Wachs zerstört und Keime können ungehindert eindringen. Ein unbehandeltes Ei bleibt dagegen wochenlang ohne Kühlschrank frisch.

Unsere überlebenden geflügelten Krankenschwestern haben ihre Wohnung gewechselt. Bei der Sortierung stellten wir fest, dass über 40 **Hühner** fehlten. Ob durch vorzeitige Himmelfahrt oder ob sie Opfer einer Entführung durch den Rotfuchs geworden sind? Wir wissen es nicht. Einige liegen immer noch ganz entspannt in unserem Strandkorb und lassen sich von der goldenen Herbstsonne den Bauch bescheinen. Vor diesem Hintergrund ist die Leistung der PKL (Penter KampfLeger) besonders beeindruckend. Sie liegt im Bereich von 100%! Aber diese Ninjas bestanden ja auch weitgehend aus Muskeln und Ei. Wie dem auch sei, Untergrundarmee oder Engelwelten? Wer den weißen Hühnchen folgt, sieht das Wunderland der Wirklichkeit mit anderen Augen. Es ist eine Jagd mit reicher Beute, hin und her, querfeldein, durchs ganze Leben und zurück.

Andererseits kommt es uns im Alltag so vor, dass sie uns bei unseren Bemühungen, die eilichen und uneilichen Falschablagen zu verhindern, insgeheim auslachen. Sie stehen über den von stetem Misserfolg gekrönten Machenschaften des strebend sich bemühenden Menschen. Wir werden damit leben müssen, nichts Böses ahnend, in die Scheiße zu treten und die Kratzkrater als vergängliche Zeugnisse ihres irren Wirkens duldsam ertragen zu müssen. Verdächtig häufig sind die Alt-Hennen nun bei ihren fetten Nachbarn, den Schweinen, zu Gast und palavern. Uns wird schon ganz mulmig angesichts der Befürchtung, dass sie gemeinsam ein dickes

Ding emanzipativer Aktion planen könnten. Das Spektakel der Hennen allerdings nimmt nach der erfolgreichen Eiablage höllische Formen an. Wie beim erfolgreichen Elfmeter bei der Fußballweltmeisterschaft: "Tooor!". Oder wenn in Bayern bei jeder subjektiv erfolgreichen Tätigkeit islamistische Töne angeschlagen werden: "jetzt Hamas!" Wir können nur hoffen, dass sich der konterrevolutionäre Ungeist der WAF (Weiße ArmeeFraktion) nicht auf die braune Hühnerbewegung überträgt und wir plötzlich baff vor einer BAF stehen. Und ach, oh Graus, plötzlich springt mir beim Schreiben dieser Zeilen eines dieser mysteriösen weißen Tiere durch die geöffnete Terassentür entgegen…

Mittlerweile lassen 231 neu zugezogene braune **Legehennen** auf eine steigende Eierzahl hoffen. Für die Zukunft ist jedoch die Frage, ob wir uns auf Zwei-Nutzungs-Hühner einstellen wollen, oder gar die Bruderhahnmast einführen. Alle männlichen Küken werden nämlich nach dem Schlüpfen vergast und geschreddert. Ein Zwei-Nutzungs-Huhn legt allerdings bei gleichem Futterverbrauch wesentlich weniger Eier, bietet dafür aber mehr Hühnerfleisch. Bruderküken von reinen Legerassen haben eine sehr schlechte Mastleistung. Eier und Hühnerfleisch haben dann wesentlich höhere Gestehungskosten, d.h. der Aufwand erhöht sich im Verhältnis zum Ertrag.

Ähnliche Fragen stellen sich bei den **Schafen**. Die Coburger Füchse sind zwar niedlich und genügsam. Der Fleischansatz ist jedoch bescheiden. Sollen wir die rassenreine Erhaltungszucht aufgeben zu Gunsten der Einkreuzung einer Fleischrasse?

Die **Bunten Bentheimer** haben sich bewährt. Sie sind gesund, widerstandsfähig, winterhart und… schmackhaft. Unsere Altsau Mercedes hat mittlerweile schon 82 Ferkel großgezogen. Aber nun ist es soweit. Das verflixte siebte Jahr. Aber Salami ist auch nicht schlecht.

Bei den **Rindern** sehen wir, wie lange es dauert und wie aufwändig es ist, die ersten Schlachtergebnisse zu erzielen. Sie brauchen das Mehrfache an Zeit wie zum Beispiel Schweine. Aber dafür können sie aufgrund ihres komplexen Wiederkäuermagens Gras Silage und Heu hervorragend verwerten. Auch hier stellt sich die Frage nach Aufwand und Ertrag.

Bereits im August hat das neue **Bienenjahr** begonnen. Mit den Bienen leben bedeutet, schon im kommenden Jahr zu sein - einen inneren Vorlauf zu haben, den auch ein Gärtner und Landwirt immer haben muss, ohne wissen zu können, wie die Bedingungen des nächsten Jahres sein werden. Die Bienen sind gefüttert, Ameisensäure-behandelt gegen die Varroa-Milbe, haben die inzwischen unnützen Drohnen längst rausgeschmissen und auch die abgearbeiteten Arbeiterinnen abgedrängt, nun richten sie sich mit den langlebigen Überwinterungsbienen auf die mehrmonatige Winterpause ein. Aber noch nutzen sie alle Sonnenstunden, um auszufliegen und die Wintervorräte mit Pollen und Nektar zu ergänzen.

Die Idylle des Landlebens ist nicht ungetrübt von den fantasievollen Ein- und Überfällen der **Bürokratie**. Wir sind es gewohnt unseren Mist sorgfältig zu präparieren und zu kompostieren bevor wir ihn auf dem Acker einsetzen. Solch ein lebensfroher Komposthaufen auf einem von uns gepachteten Acker war Stein des Anstoßes für einen überaus hellsichtigen Blockwart. Die Bürokratie solle ein Zeichen setzen. 50.000 € Strafandrohung war ihr der Spaß der umgehenden Entfernung wert. Termin sofort! Egal ob der Boden, die Pflanzen und das Wetter eine sinnvolle Verteilung zulassen. Nun hatten wir zeitgleich für ein wirkliches Problem die öffentliche Verwaltung um Hilfe gebeten. Fast überall auf den öffentlichen Flächen, Straßenrändern, Bahngleisen, Kanalufern breitet sich eine unübersehbare gelbe Invasion von Jakobs- Kreuzkraut aus. Tiere, die es fressen, wie Pferde und Rinder, gehen davon elendig zu Grunde. Wir baten die zuständigen Ämter dieses Problem anzugehen, um eine weitere Ausbreitung zu verhindern. Die Antwort: es gebe kein Problembewusstsein dafür und man habe weder Zeit noch Arbeitskräfte, um tätig zu werden. Wie wäre es, wenn wir Bürger einen Termin setzen würden, verbunden mit der Forderung nach Entschädigung oder Androhung einer Strafe?

Die Bauern werden gezwungen, die Diktatur der Eurokratie, genannt „Cross Compliance", widerspruchslos zu akzeptieren. Erweitert werden diese Vorschriften noch durch zusätzliche Vorgaben wie z.b. „Hazard Analysis & Critical Control Points (Ha-Anal CCP).

Jedes Jahr säen wir immer wieder vielfältige **Blühstreifen** an, um Mensch und Natur zu erfreuen. Aber es ist bei unseren vielfältigen Kulturen und kleinen Anbausätzen sehr schwierig aufgrund unterschiedlichen Wachstums- und Witterungsverhältnissen schon ein Jahr voraus zu wissen, wo und wie die Flächen exakt liegen und entsprechend zu beantragen. Um nun wirklich keinen Fehler zu machen, für den wir anschließend bestraft werden können, dachten wir uns, wir beantragen in diesem Jahr überhaupt keine Blühstreifenförderung. Wir säen sie einfach dann aus, wann es uns am sinnvollsten zur Jahresentwicklung und Witterung erscheint. Aber, so wurde es uns entsetzt mitgeteilt, sie können doch nicht einfach so Blühstreifen ansäen, wenn es am sinnvollsten ist. Denn das ist keine Wirtschaftskultur im Sinne der Ökolandbauförderung. Wenn wir einfach so Blühstreifen anbauen (ohne die Förderung zu beantragen) wird uns der Ökolandbauzuschuss für diese Flächen entsprechend auch noch gekürzt. Und? Wir ahnen es schon. Dann dürfen wir eben in diesem Jahr gar keine Blühstreifen anbauen! Wie bekloppt ist das denn?

Bürokratie ist die Kunst,
das Mögliche
unmöglich zu machen.
Volksweisheit

Eine interessante Nachricht zum **Freibeuter Abkommen:** das Münchner Wirtschaftsforschungsinstitut ifo hat in einer Prognose für das europäische Parlament ausgerechnet, dass europäische Landwirte klare Verlierer eines solchen Abkommens wären. Das TTIP setze die europäischen Bauern noch brutaler der Billigkonkurrenz der marktbeherrschenden US-Farmen mit ihren industriellen Maßstäben wie Gentechnik, Massentierhaltung, Hormon- und Pestizideinsatz aus und würde sie ruinieren.

Und zwar genau die Art von Landwirtschaft sei hier betroffen, die von der Gesellschaft immer wieder stärker eingefordert wird (TAZ vom 8.9.2014).

Aber es gibt auch eine gute Nachricht: **mexikanische Imker** gewannen ein Gerichtsverfahren gegen Monsanto. Der zuständige Richter sah es in seinem Urteil von Anfang August als wissenschaftlich erwiesen an, dass in Yucatan eine Koexistenz zwischen Roundup Ready-Soja und qualitativ hochwertiger Honigerzeugung nicht funktionieren könne. Im Maja Land Yucatan leben etwa 25.000 Familien von der Imkerei. Diesmal hat David gegen Goliath gewonnen. Aber wir wissen ja, dass die Agro-Gentech-Industrie einen langen Geld-Lobby-Atem hat.

Auch in **Südtirol** haben einige mutige Bürgermeister den übermäßigen Gifteinsatz in der Landwirtschaft Einhalt geboten. Hochgiftige Pestizidwolken aus den Obstanbaugebieten Südtirols zogen mit dem Südwind in die Alpentäler und kontaminierten das wertvolle Kräuterheu der dortigen Biobauern. Das Heu musste entsorgt werden; das Winterfutter wurde knapp. Die Bürgermeister beriefen sich auf einen Notstandsparagraphen in der Verfassung und verboten den Pestizideinsatz.

Unser diesjähriges **Erntedankfest** stand ganz im Zeichen eines freundlich gestimmten augenzwinkernden Wettergottes. Über 100 Mitglieder und Gäste, darunter viele Kinder, die das Durchschnittsalter kräftig purzeln ließen, waren fröhlich herbeigeeilt. Einführende Worte von **Martin** und **Tobias** stellten die Haltung des Dankes in den Mittelpunkt ihrer Gedanken. **Martina** gelang es, die meisten Gäste mit einem doppelreihigen Kreistanz um die Erntekrone in leichtfüßig schwingende Bewegung zu bringen. **Basti** hatte sich ein „Back-Stage-Quiz" überlegt. An wechselnden Stationen erklärte **Paul** den hoch interessierten Mitgliedern die Geheimnisse der Wintermiete, **Lukas** die Technik der pneumatischen Drillmaschine, **Jürgen** den vielfältigen Einsatz des Dammkulturuniversalwechselrahmens, **Jonathan** die Wirkung des Abflammgerätes und **Simon** die Arbeit mit der Accord Pflanzmaschine. Als Preise lockten in einem abschließenden Quiz ein Schweinefilet, ein CSA-T-Shirt und eine Geländefahrt mit dem feuerroten Porsche Diesel. Die Jüngsten begeisterten sich auf einem von **Jana** angelegten Parcours mit Schubkarrengeschicklichkeitsfahren und Gummistiefelweitwurf. Diese Disziplinen dürften nun die nächste Olympiade bereichern. **Martin** (Henke) spornte die Kleinen Helden zum Bau einer riesigen lebendigen Pyramide an. Zu einer atemberaubenden Cola-Kisten-Kletterei verführten die Hochseil-Kletterakrobaten **Johannes** und **Jan** den jungen Nachwuchs. **Claudia** toppte mit 21 Kisten, das sind mehr als sieben Meter, ihren letztjährigen 17 Kisten-Rekord, **Joris** schaffte gar 24. **Lukas** und **Tobias** einigten sich auf jeweils 22 Kisten. **Anna Sophie** untermalte mit ihren musikalischen Freunden den Zauberklang des Festes. **Christian** erweiterte ihn mit seinem unvergänglichen Oldtimerrepertoire. Nachdem sich die Sonne bereits blutrot leuchtend schlafen gelegt hatte, prasselte das glutrote Lagerfeuer, die letzten Aufrechten Herz-erwärmend begleitend, in den Nachthimmel. Alle mitgebrachten Köstlichkeiten waren ratzeputz verzehrt, die Kühltruhe von den Hochzeitsschnitzeln geleert und von fleißigen Mitgliedern verführerisch duftend am offenen Feuer gegrillt.

Der diesjährige Sommerdialog, mit Teilnehmenden aus ganz Deutschland und sogar aus dem Iran hinterließ eine Vielzahl von bunten, mit guten Wünschen versehenen, im Wind flatternden Stoffstreifen in verschiedenen Himmelsrichtungen des Hofes. Mit der Abschlussrunde des Seminars wurde die neue **Jurte** vom guten Geist des Dialogs durchweht und eingeweiht. Johannas Klasse wird im Oktober von dieser Gemeinschaftsbasis aus das Leben auf dem Hof lernend begleiten.

Die fleißigen **Väter** vom **Kinderbauernhof** haben in den Ferien emsig im Kinderbauernhof gewerkelt. Ein neuer Korkboden sorgt für Behaglichkeit vor dem Kamin und in der Küche. Ein schöner Poppensieker-Selbstbautresen unterstützt die Kinder bei der gemeinsamen Kochkunst.

Unser Azubi **Ingmar** hat mittlerweile ein Landwirtschaftsstudium an der Uni in Kiel aufgenommen.

Unser Studienpraktikant **Ananda** setzt sein Studium der ökologischen Landwirtschaft in Witzenhausen fort.

Sascha ist nach England gereist, um dort bis Weihnachten an einer Waldorfschule zu lernen.

Unser ehemaliger Praktikant **Nikolai** wurde mit dem „Goldenen Schwein", dem erstmalig vergebenen Literaturpreis der *Penter Hofnachrichten*, ausgezeichnet. Sein Büchlein *„Die Hühnerchroniken"* schildert aus der kuriosen Sicht des *Hofhuhns Gerda* die Lebenserfahrungen, Irrungen und Wirrungen seines Praktikantenlebens auf unserem Hof. Sprache und Lebensweisheit sind derartig mit Witz und Humor verflochten, dass wir nicht empfehlen können, dieses Buch an öffentlichen Stätten wie Bussen, Bahnhöfen, etc. zu lesen, weil es sonst zu hochgradigen Lacheruptionen oder -epidemien kommen kann.

Mit frucht-fröhlichen Grüßen
Euer Team vom CSA-Hof Pente

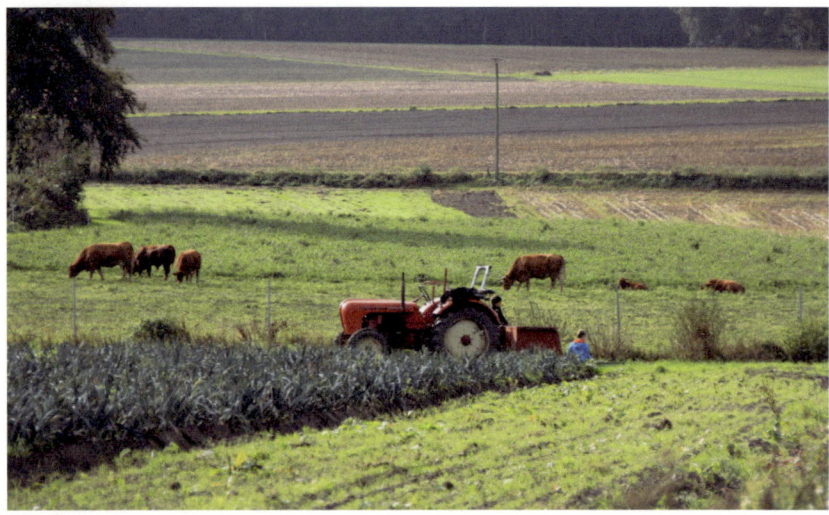

Herbsternte

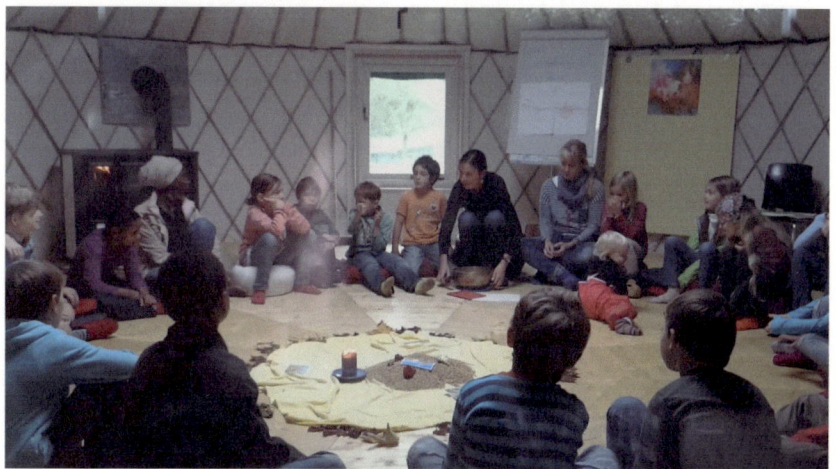

*Unterricht in der Jurte mit der 3. Klasse der Waldorfschule.
Jurtenbauer: info@transportable-raeume.de – wärmstens zu empfehlen!*

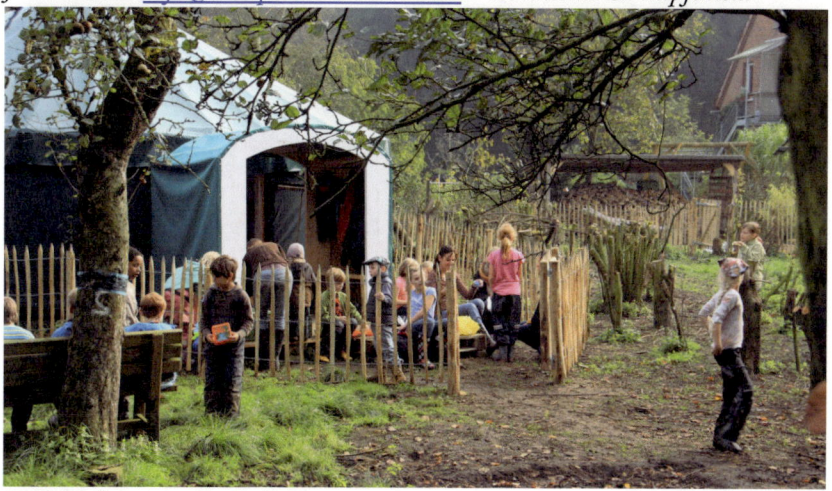

Frühstückspause vor der Jurte

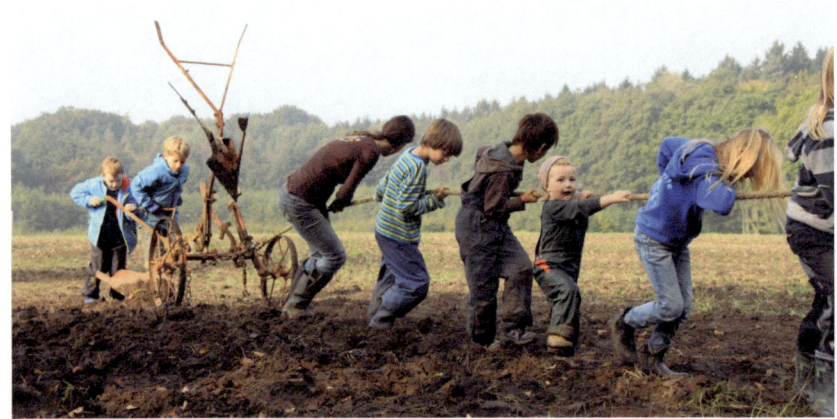

Gemeinsam wird der Pferdepflug gezogen

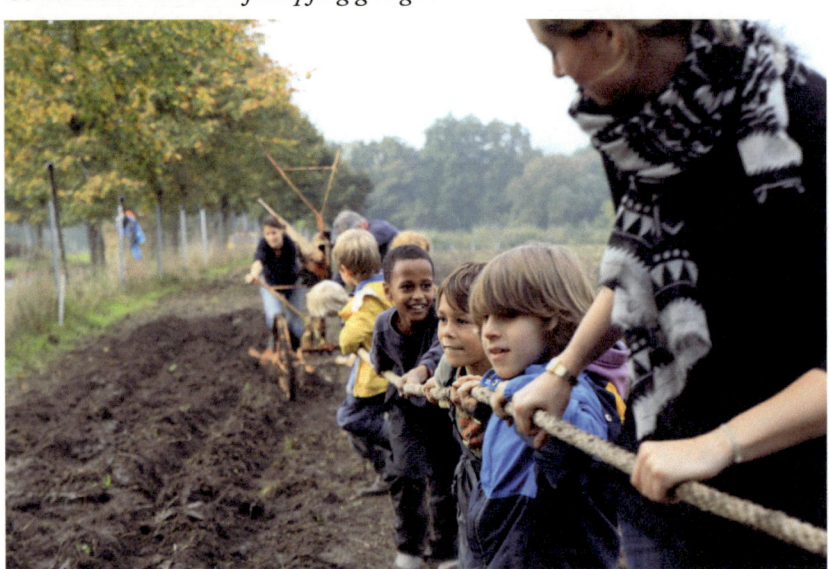

Die Kinder entwickeln ein Gefühl für den Krafteinsatz

November 2014

> **Eine Mutfrage**
> Wer wagt es,
> sich den donnernden Zügen
> entgegen zu stellen?
> Die kleinen Blumen zwischen
> den Eisenbahnschwellen!
> Erich Kästner

Goldgewirkte Blätter durchwirbeln den nebelgrauen Alltag. Blutrot getränkte Essigbaumwedel schimmern der ofenroten Sonnenknospe entgegen. Zitronengelbe Ahornsegel gehen mit dem Herbstwind auf die Reise. Die Winterastern entfalten ihre altarvioletten Blütenkelche. Wachstumskräfte wandern in den Schoß der Natur zurück. Anthocyane und Flavone nehmen ein Schlammbad. Die Schwalben haben sich bereits gesammelt und sind zu ihrer abenteuerlichen Reise gen Süden aufgebrochen. Unsere Batmans sorgen vor ihrem Winterschlaf mit ihrer Radar gestützten Luftwaffe für einen letzten großen Mückenraubzug - bis zu 5000 pro Tier und Tag.

Unsere **Gartenernte** ist weit vorangeschritten. Die saftigen Möhren lagern bereits in Kisten in den Kühlräumen. Etliche sind allerdings von den Mäuseheerscharen angebissen und daher zum alsbaldigen Verzehr bestimmt. Was muss es doch für eine Mäusefamilie paradiesisch sein, wenn von der Decke ihres unterirdischen Wohnzimmers die schönsten Biomöhren als Stalagtiten herab hängen, an denen man sich nach Lust und Laune hemmungslos bedienen kann? Ach, die süßen Mümmelmäuse und ab und zu mal eine Studienrättin … Auf dem Dottenfelder Hof, einem biodynamischer Zucht Betrieb, wird sehr auf die persönliche Empfehlung der kleinen Vorkoster geachtet. Nur die angefressenen Sorten werden weiter vermehrt - es sind die leckersten! Nach der Möhrenernte sind für die kleinen Nager die Sonnenblumen dran. Martin hat beobachtet, wie sie blitzschnell die 2 Meter hohen Stängel hoch sausen, um die Kerne für ihr Winterlager zu ernten.

Die **Buchweizenernte** hat uns vor große Herausforderungen gestellt. Dieser Weizen, der ein Knöterich ist, wird ungleich reif, d.h. während die ersten Samen schon ausfallen, ist der Rest noch recht grün.Die Stängel sind so feucht, dass der Mähdrescher mit seinem komplexen System von Dreschtrommel, Schüttler, Sieben und Elevatoren regelrecht eingesaut wird. Das Ergebnis ist also nicht besonders rieselfähig. Viel Handarbeit ist angesagt. Dafür sind aber mehr als 5000 kg Rohware herausgekommen. Nun ist die Entspelzung ein Problem. Die großen Schälunternehmen verarbeiten lieber konventionelle, gleichgezüchtete Partien aus dem Baltikum oder China. Da müssen wir noch eine Lösung erarbeiten, denn die Schälmesser und die Geduld unserer Mitglieder, die Körner einzeln zu schälen, werden wahrscheinlich nicht reichen.

Unsere Momo hat am 27. September **gekalbt**. Töchterchen Merle entwickelt sich bislang problemlos in ihrer Großfamilie, die nun auf zehn Köpfe angewachsen ist.

Vom Erstlingswurf unserer **Sau** *Lu* springen inzwischen alle acht Ferkel fröhlich durch den Herbstmatsch. Der stolze Vater *Herkules* ist derweil im Außendienst an der missionarischen Weiterentwicklung seiner Rasse beteiligt, während sich seine Frau alleine um den Nachwuchs kümmert. Wenn der brave *Herkules* wüsste, wie stark er ist und dies auch ausprobieren wollte, könnte das nicht ungefährlich sein. Er lässt sich zwar gerne hinter den Ohren kraulen – aber man sollte schon Respekt vor dem elefantösen Getüm haben. Allein sein Gebiss - einmal Knack: Arm ab, dann arm dran. Besser Arm dran als Arm ab. Seine Exfrau Mercedes brachte selbst ausge-

schlachtet noch 206 Kilo auf die Waage. Aber sie ist mittlerweile wundervolles Filet und ungefährliche Leberwurst.
Unsere braunen **Junghennen** gehen zügig auf volle Leistung. Die Altenteilerinnen lassen ihre roten Drachenkäppis als Zeichen selbstbewusster Vollblutkompetenz erleuchten. Kühn fressen sie selbst den Katzen ihr Futter weg. Aber man kann ja über die Alten sagen, was man will. Sie wollen schließlich in ihren letzten Tagen Wiedergutmachung betreiben und für die Zukunft sorgen. Ein riesiges Eigelege haben sie als nachträgliches Lehrgeld in der Werkstatt hinterlassen. In den Hecken finden sich gut getarnte Nester, an denen selbst der Osterhase seine Freude hätte. Nun werden dieseSchätze von uns nach und nach in streng kontrollierte – einzeln aufgeschla gene und olfaktorisch geprüfte - Spiegeleier verwandelt.

Die fleißigen **Winterbienen** haben sich im Oktober noch fast überarbeitet und wie wild Pollen in ihre Beuten getragen. Dabei machten Martin und Lukas eine interessante Entdeckung: Zwei Bücherskorpione haben sich in den Bienenkörben eingenistet und machen Jagd auf die berüchtigten Varroamilben. Man hat mittlerweile entdeckt, dass diese Skorpione eine biologische Geheimwaffe gegen die Bienenräuber sind. Solche Skorpione werden mit rund 90 € pro Stück gehandelt.
Die Vereinten Nationen haben 2014 zum "**Internationalen Jahr der bäuerlichen Familienbetriebe**" ausgerufen. Die Rolle bäuerlichen Landwirtschaft für die Sicherung der Welternährung, des Umweltschutzes, der Biodiversität und Entwicklung des ländlichen Raumes soll damit stärker in das öffentliche Bewusstsein gehoben werden. Tatsächlich aber sterben allein in Deutschland tagtäglich rund 30 bäuerlichen Familienbetriebe. Die Verschuldung der Landwirtschaft und die Konzentrationsprozesse in der Agrarindustrie nehmen dramatisch zu. Der bäuerlichen Landwirtschaft wird in den Medien nicht selten ein veraltetes Mäntelchen umgehängt. Starrköpfigkeit, Bodenständigkeit wird damit verbunden. Auch der betriebswirtschaftlich geprägte bäuerliche Nachwuchs versteht sich lieber als Landwirt oder gar als landwirtschaftlicher Unternehmer. Aber das sagt ja

nur, dass man irgendwie Land bewirtschaftet, statt dass man ein Gastwirt ist. Die Bezeichnung "landwirtschaftlicher Unternehmer" kann man allerdings schlecht abkürzen." LandUnter" klingt nicht besonders viel versprechend. Es sollte doch zu denken geben, dass Mediziner sich lieber als Ärzte bezeichnen und nicht vom medizinischen Unternehmer sprechen (obwohl sie das vielleicht manchmal sind). Der Bauer hat noch ein verantwortliches Gesicht, der LandUnter einen Betriebswirt und einen Steuerberater, der die Richtung bestimmt. Wie wäre es mit "Farmer", der seine Wurzeln nicht mehr kennt, oder gar "Farmleiter"? Das ist auch hierzulande im Zusammenhang mit der Massentierhaltung hochmodern worden. Er versteht sich als Agent und örtlicher Verwalter eines "Mutterkonzerns", wobei er keine wesentlichen Entscheidungen mehr eigenverantwortlich fällen darf. Unabhängige **Bauern** sind potenziell gefährlich, weil sie noch eigene Gedanken, eigene Kräfte und Möglichkeiten haben. In der Energiewende haben sie gezeigt, dass sie auch gegen den Strom schwimmen können und neue Chancen nutzen, sich gegen Atomenergie einsetzen oder die "Linda" retten können. "Filialleiter" von Großkonzernen können das nicht. Bauern tragen noch selbst die Verantwortung. Das macht sie zu Lieblingskunden der Banker. Jeder Kredit wird über Grund und Boden gesichert. Das Risiko liegt beim Bauern. Pech? Hof weg. Bank reich!

Dass führt bei manchen Bauern dazu, von den Konzernen zu lernen. Sie gründen Gesellschaften mit begrenzter Haftung (GmbH). Oder gar eine GmbH & Co. KG. Dann kann man bei Pech ohne große Probleme einfach weitermachen.
Menschen können sich wegen der Körperschaftsimmunität hinter Kapitalgesellschaften verstecken. Wie und wo hat das angefangen? Im wilden Westen! Der oberste Gerichtshof (Supreme Court) der USA hat im Jahre 1886 entschieden, dass eine Kapitalgesellschaft als "natürliche Person" definiert werden kann. Mit der "Southern Pacific Railroad" wurde erstmals eine Organisation zur Person erklärt. Mit verheerenden Folgen. So kam die organisierte Unverantwortlichkeit der handelnden Menschen in die

Welt. Die Gesellschaft als natürliche Person trägt die gesamte Verantwortung. Gibt's ein ernsthaftes Problem, löst man sie auf. Die Person ist gewissermaßen tot und kann nicht mehr zur Verantwortung gezogen werden. Aber die Geschichte bleibt nicht stehen. Der US-Supreme Court hat 1980 entschieden, dass man Lebewesen patentieren kann. Also können Lebewesen patentrechtlich einer (juristischen) "natürlichen"! Person, also einer Kapitalgesellschaft eigentumsrechtlich gehören. Ach, hätten das die guten alten Sklavenhalter in den Südstaaten noch erleben dürfen.

Nach der Finanzkrise 2006 haben die Hedgefonds und Finanzinvestoren erstaunliches herausgefunden. Nämlich, das Geld an sich überhaupt keinen Wert hat. Als Folge entdeckten sie den Grund und Boden als sicherste Anlageoption. Nicht nur in Afrika, auch in Ostdeutschland ist Landgrabbing durch Finanzinvestoren ein wachsendes Problem. Nun ist es auch bei uns angekommen. Angrenzend an unseren Hof sollte ein Stück Wald verkauft werden. Die Hausbank des Eigentümers war involviert. Ein Vorstandsmitglied hatte für sich privat den Deal schon eingefädelt. Nach dem Grundstücksverkehrsgesetz muss er jedoch durch einen entsprechenden öffentlichen Ausschuss. Das bedeutet, wenn ein anliegender Landwirt zu gleichen Konditionen einsteigt, hat dieser das Vorkaufsrecht. Sein Kauf sei mit uns abgesprochen; wir hätten angeblich kein Interesse, behauptet angeblich der Banker. Stimmt aber nicht. Aber man hat nur wenig Zeit, um sich zu entscheiden. Grund und Boden wechselt eben nur selten den Besitzer.

Nicht nur Banker wissen um den Wert von Grund und Boden. Patente sind ebenfalls Schlüssel zur Profitmaximierung. Monsanto ist weiter auf der Jagd, die gesamte Nahrungsmittelproduktion zu beherrschen. Am 27. Oktober gibt es beim Europäischen Patentamt (EPA), in München eine Anhörung zur Patentierung von Tomaten und Brokkoli. Dieser Brokkoli wurde konventionell gezüchtet. Trotzdem wurde vom EPA ein Patent erteilt. Zum 27. Oktober von 9:00 bis 16:00 Uhr lädt das gen-ethische Netzwerk vor dem EPA in München zum Protest ein.

"Wenn man die Kontrolle über die Nahrungsmittel hat, hat man die Kontrolle über das Volk. Hat man die Kontrolle des Erdöls, so hat man die Kontrolle über die Nationen. Wenn man Kontrolle über das Geld hat, kontrolliert man die Welt". Henry Kissinger

Leistungslos Geld zu bekommen, für entgangene Gewinnerwartungen, ist ja das zentrale Ziel des internationalen Kapitals mithilfe des geplanten **Freibeuterabkommens**. Kein Bürger hat das Recht auf Arbeit. Warum sollte der Bürger dem Finanzkapital ein Recht auf Profite garantieren? Leider ist die Haltung des von Minister Gabriel geführten Wirtschaftsministeriums dazu sehr nebulös. Gerade wurde einer europäischen Bürgerinitiative die Zulassung für eine Mitsprache entzogen. Bei der Verschlimmbesserung des Erneuerbare Energien Gesetzes (EEG) hat der Minister gezeigt, wie weit er sich als neuer Genosse der Bosse profilieren möchte. Wer künftig seinen Solarstrom selbst erzeugt, soll dafür auch noch die EEG-Umlage bezahlen. Künftig also drei Cent pro Kilowattstunde, wenn man sich eine **Solaranlage** zulegt. Und weil man doch solidarisch ist, wird man als Mieter gleich doppelt zur Kasse gebeten. Als größeres Unternehmen zahlt man natürlich nur einen Cent. Denn da diese den Strom so billig kaufen können, wie noch nie muss man sie auch von allen anderen Kosten entlasten, damit die Kassen noch besser klingeln. Also künftig Steuer für Äpfel aus dem eigenen Garten und Selbstversorgungsabgabe für den Gemüseanbau? Do-it-yourself-Zuschlag für das Tapezieren und Auto reparieren?
So passt es dann auch ganz gut, dass sich das Finanzamt nach der vor nicht allzu langer Zeit abgeschlossenen Betriebsprüfung nun aktuell wieder für eine neue angesagt hat. Offensichtlich ist es bei seinem letzten Übergriff vor drei Jahren noch nicht gelungen, unseren Betrieb völlig zu ruinieren. In der Zeitung war kürzlich zu lesen, dass in den USA ein erboster Bürger mitsamt Flugzeug in Kamikaze Manier in das zuständige Finanzamt gestürzt ist. Herr, gibt uns Geduld, aber zack zack. Das ist doch so schön, dass der kleine brave Steuerzahler es durch seinen unerschütterlichen Einsatz ermöglicht, dass Amazon und andere in Deutschland steuer-

frei den Mittelstand ruinieren dürfen. Und wie sollten wir sonst die **Steuererstattung für nicht gezahlte Steuern** bei Aktienverkäufen (Cum- Ex Geschäfte, s. Spiegel 39/2014) für Maschmeyer und andere Millionäre ermöglichen? Und wie sollte der Staat sonst der Deutschen Bank ihre betrügerischen Umsatzsteuererstattungen mit einem Scheinhandel von CO_2 Zertifikaten finanzieren können? Wir wissen schon heute, dass niemand von der Geschäftsführung davon wusste, oder auch nur den Hauch einer Verantwortung hat. Vielleicht ist
es ja der Hausmeister oder ein unachtsame Sekretärin gewesen. Da ist es so schön, wenn wir dem Finanzamt bei seiner wichtigen Umverteilung von den Bauern zu den Millionären helfen dürfen. Vun Nix kümp Nix. Und die unbefleckte Empfängnis hat sich weder in der breiten Bevölkerung noch in der Finanzwelt durchgesetzt.
Bleiben wir beim Positiven. **24 Schüler** der dritten Klasse der Waldorfschule arbeiten in ihrem Landbauprojekt auf dem Hof fleißig an den Grundlagen des Lebens. Ein Stück Acker wurde von Hand gepflügt und eingesät. Sie arbeiten im Gewächshaus und pflanzen Salate. Sie schützen die Obstbäume mit einer Kalk-, Mist-, Lehmbrühe vor dem Apfelblütenstecher. Und sorgen sich um die Tiere. Die Zukunft der Landwirtschaft scheint damit nachhaltig gesichert zu sein. Zitat Johanna: „Alle Mädchen aus meiner Klasse wollen später auf einem Bauernhof wohnen!"

Mit herbstbunten Grüßen -
Euer Team vom CSA-Hof Pente

Dezember 2014

> Es hat kein Licht geregnet
> Es hat seit Tagen kein Licht geregnet
> Die Brunnen in vielen Augen
> Sind von der Dürre gequält.
> Deshalb sind Freunde
> Nicht leicht zu finden
> In dieser Öde.
> Wo fast jeder krank geworden ist
> Vom eifersüchtigen Betrachten
> Des Nichts.
> Auf dieser Karawane
> Durch glühende Wüstenhitze
> Können Karrieren und Städte real erscheinen.
> Aber ich sage denen, die mir nahe stehen:
> "Geht nicht in ihnen verloren,
> Es hat dort seit Tagen kein Licht geregnet.
> Schaut, fast jeder ist erkrankt
> Vom Lieben
> Des Nichts".
> Hafis

Es bleibt länger dunkel. Die Bäume haben ihre Köpfe in die Erde gesteckt, strecken ihre nackten Gliedmaßen in die kühle Herbstluft und machen Pause. Im Nebel ruhet noch die Welt. Die Füße werden nasskalt im grasfeuchten matschigen Boden. Farben gerinnen zu nebelgrauen Schatten. Die Umrisse werden unklarer, verschwimmen. Der wässrige Weichzeichner verwischt Grenzen.

Vielleicht finden wir im diesseitig Diesigen, diese Momente, wo wir die Unsicherheit, Unklarheit unserer Lebensbestimmung zurücklassen können. Und erkennen, dass der Nebel, der uns von Einsicht und Zukunft trennt, keine Mauer ist, sondern mit Mut durchschritten werden kann. Auf dass wir ein inneres Licht finden, welches unsere Herzen erwärmt und wir den Leitstern unseres Lebens am Ufer der Erkenntnis erahnen.

Eine kleine Erkenntnis durften wir bei der Konservierung der Herbsternte gewinnen: wir wissen nun wie die Schlümpfe entstanden sind (die schrecklichen blauen Männchen mit ihrem scheußlichen Gesang). Die Hände der fleißigen Blaukraut- (auch Rotkohl genannt - aber das lassen wir lieber aus politischen Gründen) -schneiderInnen waren am Ende des Tages total blau violett eingefärbt. Und nicht nur die Hände: bei Chantal, der fleißigen Krautstampferin, natürlich auch die, zuvor blitzsauber gewaschenen, Füße. Aber alle haben blaue Minna zum guten Spiel gemacht. Zum sprachgestaltenden Üben: Blaukraut bleibt Blaukraut und Brautkleid bleibt Brautkleid. Auch der Weißkohl brütet fleißig Milchsäurebakterien aus, die uns eine Delikatesse zum Festtagsbraten anbieten möchten.

Für unsere Schweine wurde derweil das Winterquartier häuslich eingerichtet. Alte Deckenschalungsbetonplatten sollen verhindern, dass die „hot spot Zone" Futtertrog, zum Matsch-und Eisbad wird. Die wundervoll duftende Kleegras Silage braucht ebenfalls einen großen Teller, um in die Mägen der Rüsseltiere zu gelangen, und dort seine diätetische Wirkung entfalten zu können.

Zwei Ferkel haben sich neulich zu einem polizeilichen Ordnungsdienst berufen gefühlt. Die weißen Hühner (ihr wisst schon), die wieder einmal im grenzüberschreitenden Einsatz, (unabhängig vom Tag der deutschen Einheit) tätig waren, wurden jeweils einzeln von der Ferkel Polizei (FEPO) eskortiert und zu ihrem Areal zurückgebracht. Die Hühner waren so beeindruckt von deren autoritären Auftreten, dass sie völlig vergaßen, dass sie sich auch durch entschlossenes Flügelschlagen und Senkrechtstart dem Zugriff hätten entziehen können. Denn fliegende Ferkel haben wir trotz erstaunlicher Beobachtungen in unserer Tierwelt noch nicht entdecken können.

Die weiße Rasse ist nun ihrem Untergang entgegen gegangen und hat ihren vorläufigen Dienst am Menschen im Kochtopf beendet.
Andererseits nutzten einige Ferkel, die noch nicht völlig geschlossene Zonengrenze und die Chance der weit geöffneten Gewächshaustore. Drinnen der wundervolle Wintersalat, der in der Kühle nur langsam wachsen und vor Pilzbefall geschützt werden soll. Einige unbewachte Momente genügten, um ein ganzes Beet in ein Schlachtfeld zu verwandeln. Natürlich haben die Feinschmecker bei ihrem brutalen Einfall nur die zartesten Blattspitzen der Salätchen gekostet.
Aber wer will es den Schweinen verdenken, wenn sie von den Menschen lernen?: Einerseits vermeintliche imperiale Aktivitäten anderer energisch zurückweisen. Andererseits hemmungslos und grenzüberschreitend fremde Ressourcen auszubeuten.
Dabei hatte sich der Salat doch schon so hoffnungsfroh und zukunftsoffen in seinem köstlichen Jugendstadium entfaltet. Aber keine Panik, fleißige Menschenhände haben alle zu rettenden Pflanzenbällchen neu gerichtet. Der Salat hat noch einmal Schwein gehabt.
Den Mäusen geht es immer noch zu gut. Jürgen entdeckte sogar im Deckel der neuen Brunnenstube eine Mäusefamilie, die es sich dort gemütlich eingerichtet hatte. Da sie jedoch weder eine gültige Aufenthaltsgenehmigung vorweisen, noch politische Verfolgungsgründe glaubhaft machen konnte, musste sie von Jürgen ausgewiesen werden.
Den Bienen geht es gar nicht gut. Obwohl sie eine wundervolle Ökobilanz haben. Für 500 g Honig fliegt ein Volk einmal um die Erde. Ohne Abgas. Ja, nebenbei erledigen sie noch einen fruchtbaren Job. Das war die Essenz der Tagung in Lüneburg, zur Bedrohung dieser wichtigen Insekten durch die „modernen" Pestizide. Sie stand unter der Schirmherrschaft des niedersächsischen Landwirtschaftsministers. Anlass war, dass die EU-Kommission drei Neonikotinoide (Clothiomidin, Imidacloprid, Thiamethoxan) bis 2015 verboten hat. Diese Mittel werden vor allem bei Mais, Raps und Sonnenblumen eingesetzt. Nun klagen die Chemiekonzerne aufgrund entgangenen Profits gegen die EU. Der niederländische Toxikologe und

Krebsforscher Dr. Henk Tennekes hat ein Buch veröffentlicht („Neuartige Pestizide töten Insekten und Vögel"), in dem er nachweist, wie alles Leben, welches auf Insekten als Nahrung angewiesen ist, also Vögel, Amphibien, Fische und Reptilien, auszusterben drohe. - Das führe auch letztlich dazu, dass die ökologische Landwirtschaft künftig ihre Basis verliere, weil dafür auch die Nützlinge gebraucht würden! So Susan Haffmanns vom Pestizid Aktions Netzwerk (PAN). Der Toxikologe Hennekes wies auch nach, wie schon unvorstellbar kleinste Mengen (weit unterhalb der unmittelbar tödlichen Dosis), die Nervenverbindungen der Bienen nachhaltig blockieren. Sie verlieren ihre Orientierung, können die optimale Bruttemperatur im Stock nicht mehr einhalten und haben Probleme mit der Kommunikation untereinander. Der Verlust von Kommunikation und Motivation ist für einen Superorganismus tödlich. Der Imkermeister Christoph Koch verglich die Wirkung dieser Gifte mit einer Alkoholkrankheit: „Wenn der ganze Laden besoffen ist, sind zwar alle da, aber sie arbeiten nicht." Der Imker beobachtete, dass Neonikotinoide perverserweise die Bienen süchtig machen. Und die Folge sei beispielsweise, dass sie statt zu ihren Trachtpflanzen, in das nahe gelegene vergiftete Maisfeld flögen. Bioland Imker Uwe Rosenhagen, der sich seit 30 Jahren mit Bienen beschäftigt, stellte fest, dass der Niedergang und die Schwächung der Völker sich seit etwa 10-15 Jahren beschleunigte habe. Der Präsident des Europäischen Berufsimkerverbandes will auf europäischer Ebene den Kampf gegen die Pestizidkonzerne, welche die EU auf Zulassung der Gifte verklagt haben, aufnehmen (Spende:www mellifera.de/bienenschutz). Wichtig ist auch, dass Landwirte sich ein Wissen über Alternativen zum Pestizideinsatz aneignen, wie es vom ökologischen Landbau entwickelt wird. Der Vizepräsident der Landesjägerschaft Niedersachsen und Bauer Helmut Blauth wies darauf hin, dass die Artenvielfalt als das Immunsystem der Erde zu verstehen sei, ohne dass die Menschheit nicht überleben könne. (Ergebnisse der Tagung auf www-oeko-komp.de.bienen). Ohne öffentlichen Druck würden im nächsten Jahr diese Gifte wieder vollständig zugelassen werden.

Ähnlich problematisch sieht es an der Gentechnikfront aus: Christoph Then von „Testbiotech" hat in einer aktuellen Studie untersucht, wie leichtfertig die europäische Lebensmittelüberwachungsbehörde (EFSA) mit dem Zulassungsverfahren umgeht. Kein Vorsorgeprinzip, sondern Ignoranz und Oberflächlichkeit kennzeichnen das Verfahren. Es werde völlig ausgeblendet, dass gentechnisch veränderte Pflanzen, anders als herkömmliche gezüchtete, häufig völlig unbeabsichtigte, unkontrollierbare Nebenwirkungen haben. Immunreaktionen auslösen, Nützlinge vergiften, sich bei Freisetzung kreuzen und gesundheitliche Wirkungen, die erst durch Langzeituntersuchungen festgestellt werden könnten, verursachen. Verständlich wird dieser Missstand, wenn man bedenkt, dass der Leiter der zuständigen Gentechnikabteilung bei der EFSA von 2003-2005 auch für die Gentechnikkonzerne tätig war und in dieser Zeit die Prüfrichtlinien entwickelt worden sind. Darüber hinaus ist eine weitere zuständige Mitarbeiterin, ohne die vorgeschriebene 18 Monaten Karenzzeit zu beachten, in die Gentechnikindustrie gewechselt.

Mittlerweile gibt es eine neue Literaturstudie der Universität Newcastle, die eindeutig nachweist, dass biologisch angebaute Lebensmittel für die Menschen gesünder sind, da sie eine bis zu 60 % höheren Gehalt an Antioxidantien (Krebshemmer) haben, als konventionell erzeugte (http//research.nd.ac.uk/nefg/QOF).

Aufgrund des guten Images von Bioprodukten ist es nicht verwunderlich, dass hier auch der schlaue Ahriman zuschlägt: „EuropaBio" heißt ein neues Lobbybüro in Brüssel. Das ist keine neue Biomarke, sondern das neue konzertierte Desinformationsbüro der Multis wie Monsanto, Syngenta, BASF, DuPont, et cetera. Kürzlich musste der Büroleiter Beat Späth in einem Interview zugegeben, das es seinem Büro gelungen sei, ein Strategiepapier in die Beratungen des Europaparlaments einzuschleusen mit dem perversen Ergebnis: Ein EU Staat kann Anbau und Verwendung von genmanipulierten Organismen nur bei sich verbieten, wenn er zuvor einer EU-weiten Zulassung zugestimmt hat. So hat sich die Politik durch Selbstverzwergung auf eine Bittstellergröße reduziert. TTIP lässt grüßen.

Aber diese Lug und Trug-Strategie, die den Spezialisten für Volksaufklärung und Propaganda, Josef Goebbels, vor wahnsinniger Freude in der Hölle tanzen lässt, scheint um sich zu greifen.

Hinweis: Die Wochenzeitung „Die Zeit" plant unter dem Titel: „Die Rache aus dem Stall" eine vierteilige Serie über die verheerenden Auswirkungen der Agrarindustrie. Ein Team von 20 Reportern enthüllt, wie die Massentierhaltung zur Brutstätte wird für Erreger, die auf Antibiotika nicht mehr ansprechen. Immer mehr Menschen fallen diesen resistenten Keimen zum Opfer. Erste Folge 20. November 2014.

Die Begriffe „Bio" und auch „Energiewende" klingen viel zu positiv, um sie den ehrlichen Menschen zu überlassen. Mittlerweile wird auch immer klarer, wie es zur so genannten Reform des Energieeinspeisegesetzes (EEG) gekommen ist. Auf direktem Wege war es den Kohle- und Atomkonzernen nicht gelungen, die regenerativen Bürgerenergien abzuwürgen und die komplette Monopolstellung der Konzerne wiederherzustellen. Da ist es doch gut, dass eine freundliche Frau in der Berliner Marionettenkiste gefunden wurde, diesen Job zu übernehmen. Sie leitete das „Innovationsforum Energiewende", wie der Name schon lügt, eine Lobbyplattform der Kohle- und Atomkonzerne. Diese nette Frau Fahimi wurde Sigmar Gabriels neue Generalsekretärin. Und da trifft es sich gut, dass sie zufällig verheiratet ist mit Michael Vassiliadis, dem Chef der IG Bergbau, Chemie und Energie. Überdies sitzt dieser liebe Mann noch im Aufsichtsrat des Kohlestromkonzerns Evonik. Ein Schelm, wer Böses dabei denkt. Und da sieht man im Geiste den aufrechten Kämpfer für erneuerbare Energien, den allzu früh und allzu plötzlich verstorbenen SPD Politiker Hermann Scheer, vor Entsetzen schluchzend von innen an der Himmelstür rütteln, um einigen seiner Parteikollegen den Verstand zurück zu bringen.

Auf EU-Ebene ist es ja nicht besser. Kommissionspräsident Jean-Claude Juncker hat gerade den Spanier Miguel Arias Canete zum Energie- und Klimakommissar ernannt. Seine Familie verdient ihre Knete dick und fett im Ölgeschäft. Wie war das noch mit den Böcken und den Gärtnern? Dazu passt es gut, das der EU Chef Junker als Schutzpatron der großen

Steuervermeider dafür gesorgt hat, dass die Monopolplayer in Europa kaum noch Steuern zahlen (Deutsche Bank, IKEA, Starbucks, Amazon). Der Energiekonzern E.ON braucht für seinen 130Millionen Gewinn in seinem Briefkasten in Luxemburg nur 1575€ Steuern an das Finanzamt zu zahlen. Das wären umgerechnet bei einem Jahreseinkommen von 50 000Euro nur 50 Cent. Steuersätze unterhalb des Promillebereichs? Davon können viele von uns nur träumen.

Und da kommt dann der EU-Kommissar Oettinger und sagt, das EEG müsse geändert werden, weil es gegen den Gleichheitsgrundsatz durch Subventionierung der regenerativen Energien verstoße. Gleichzeitig wird ein Milliarden Deal für ein neues Atomkraftwerk in Großbritannien, "Hinkley Point" beschlossen. Der hinkende Punkt: Milliarden Subventionen mit Garantiepreisen für die nächsten Jahrzehnte werden hier einfach so mir nichts dir nichts garantiert.

Wie sagte Karl Valentin: „I sog goar nix. Des werd mer jo no sogn derfn" (aber das war zwischen 1933 und 1945).

Noch ein kleiner Nachtrag von der Landwirtschaftsepoche der Schulklasse auf unserem Hof zum Thema intrinsische Motivation: Ein Schüler hatte sich ziemlich erkältet. Seine Mutter sagte zu ihm, er solle doch zuhause bleiben und sich auskurieren. Normalerweise hätte er das mit Freuden genutzt. Nun aber erklärt er mit Nachdruck: „das ist mir scheißegal, ich muss da hin, egal wie!"

Nun zum Personalbereich:

Unser Gärtner Azubi Jonathan hat seine Ausbildungszeit uns beendet und wird zum 15. Dezember auf einen anderen Betrieb wechseln. Wir sagen ihm herzlichen Dank!

Unser Gärtner Basti wird ebenfalls in eine neue Zukunft gehen. Er war rund vier Jahre bei uns und hat in dieser Zeit die CSA engagiert mit aufgebaut. Alle Mitglieder kennen und schätzen ihn. Die Praktikanten wurden weit gehend von ihm betreut. Nirgends sei er als Wanderer zwischen den verschiedenen Welten so lange beheimatet gewesen, wie bei uns, sagt er. Aber die städtische Welt hat ihren eigenen Sog. Zunächst wird er Bur-

germeister in Osnabrück. Aber als Küchenchef in einer Gastronomie kann er sicher ein breiteres Spektrum als das von Ham- und Veggieburgern entwickeln. Basti wohnt aber voraussichtlich bis zum 15. April hier und übernimmt einige Spezial- und Vertretungsaufgaben.
Jürgen organisiert in Zusammenarbeit mit Lukas den Garten. Unterstützt wird er von Jana, die hauptsächlich die Kulturführung in den Gewächshäusern übernimmt und Anja, die das Feldgemüse mit betreut. Und weiterhin werden diese Bereiche von Simon unterstützt.
Herzliche Advent- und Weihnachtsgrüße
Euer Team vom CSA Hof Pente
PS: Dieses ist die 50. Ausgabe der „Nachrichten vom Hof". Ein kleiner Jubiläumswunsch ist ein Feedback von den Mitgliedern und LeserInnen, damit sie weiter entwickelt werden können.
Fragen sind etwa:
- Von wem werden sie gelesen, weitergegeben?
- Was ist besonders interessant?
- Was sollte besser gemacht werden?
- Sind sie zu lang - zu kurz?

Weihnachten 2014

Als Gott sagte:
„Meine Hände sind deine",
erkannte ich:
Ich kann alles Leben dieser Erde heilen;
ich sah, dass die göttliche Schönheit in jedem Herzen,
die Wurzel aller Zeit und des Lebens ist.
Rabia von Basra (islamische Poetin 717-801)

Gott vergibt immer.
Menschen manchmal.
Die Natur nie.
Wir müssen uns um die Natur kümmern,
damit sie nicht mit Zerstörung antwortet.
Papst Franziskus
(UN Ernährungskonferenz Rom 2014)

Vor 2000 Jahren brachen die Drei Weisen aus dem Morgenland auf, um dem Stern zum Stall nach Bethlehem zu folgen. In diesem Jahr ist rechtzeitig zum Advent auf unseren Bildschirmen ein anderer Komet ins Augenmerk gerückt: Der „Tschuri", benannt nach dem Wissenschaftler Klim Tschurjunow, Alma Ata, aus dem Morgenland. Wo bezeichnenderweise immer noch die Sonne frühmorgens blutrot aufgeht (ex oriente lux). Aber wo war der erhabene Duft von Weihrauch und Myrrhe? Die Raumsonde Rosetta, ein Milliarden teures Wunderwerk der Technik, benannt nach dem Stein von Rosette, (an dem die Hieroglyphen entziffert wurden) nahm nur Schwefelwasserstoff, also den Gestank fauler Eier wahr. Wenn das Universum denken kann, hat es in diesen Tagen viel zu schmunzeln, so formulierte es ein Beobachter. Über eine völlig aus den Fugen geratene Spezies mit der putzigen Eigenschaft, ganz gerührt zu werden, wenn sie drüber nachdenkt, woher sie stammt und wozu sie wird. Wohin weist die Botschaft dieses Sterns?

Damals führte der Komet die Weisen immerhin zum Stall von Bethlehem, wo auch Ochs und Esel, mit Heu und Stroh verwöhnt, noch den Sternenhimmel sehen und an dem Erlösungswerk des göttlichen Kindes teilhaben durften. Das ist heute weitgehend vorbei.
Wenn heute das Jesuskind eine Bleibe suchte, wo sollte es hin? In den miefigen Massentierställen gibt es kein Heu und kein Stroh mehr und keine Chance, den Himmel je wieder zu sehen. Gesichert sind sie durch Alarmanlagen: „Betreten verboten!" Auf Betonspaltboden über den stinkenden Güllekanälen geht die Heimeligkeit flöten und das Anzünden der Kerze könnte zu einer Methangasexplosion führen. Kinder, gar ein neugeborenes, dürfen aus gesundheitlichen Gründen keinesfalls mehr mit Tieren aus diesen Ställen in Berührung kommen. So wird es demnächst in Dänemark Gesetz. Denn die zerstörerische List der Natur, über multiresistente Keime die Massentierhaltung zu bekämpfen, lässt grüßen. Wie könnte Jesus´ Wunsch heute an der Krippe erfüllt werden? „Lasset die Kinder zu mir kommen und wehret es ihnen nicht. Denn ihrer ist das Himmelreich."
Der Weihnachtsbraten aus dieser industriellen Haltung sollte als Folge des Antibiotikamissbrauchs bei der Mast wegen multiresistenter Keime mit Schutzhandschuhen zubereitet werden. So lautet die Empfehlung von Fachärzten.
Die Vertreter der Agrarindustrie beginnen aufgrund zunehmender Kritik von Verbrauchern, aber auch Umweltverbänden, bis hin zum Weltagrarbericht, eine veränderte Strategie des „Wording" zu entwickeln. Die Annahme ist: Wer die Begriffsdefinition beherrscht, gewinnt den Kampf um die Meinungen, um die Köpfe.
- Der Verbraucher will es doch so!
- Wenn wir es nicht machen, dann machen es die anderen billig!
- Mit einer alternativen Haltung können wir nicht genug Fleisch erzeugen, um die Menschen zu ernähren!
- Wir dürfen Tiere nicht vermenschlichen!

Manche Bauern scheinen diese Gehirnwäsche bereits hinter sich zu haben und sind Gläubige der Industrielandwirtschaft geworden. Wenn diese Glaubensvoraussetzungen akzeptiert sind, können aus dieser Warte Verbraucher nur als ahnungslose, überkritische Gegner betrachtet werden, nicht mehr Partner. Als Partner erscheinen nun ihre Stichwortgeber aus der Industrie und den Teilen der „Wissenschaft", die Ihnen die passende Antwort zu der Glaubenslehre liefern. Anforderungen nach mehr Tierschutz, wie das Schwänze kupieren bei den Schweinen, das Schnabel kürzen bei den Hühnern oder die Forderung nach weniger Antibiotika in der Mast, sind dann nicht nur überflüssig, sondern sogar feindselig - oder gar tierquälerisch. Denn es stimmt ja: Schweine, in dunklen Ställen mit hoher Besatzdichte auf Beton gehalten, werden aus Langeweile fast verrückt. Sie können Ihren unbändigen Wühlinstinkten nicht nachgehen, beißen in die Schwänze der Nachbarn und fügen sich gegenseitig Verletzungen zu. Das gleiche Dilemma bei den Hühnern, die keinen frischen Auslauf haben. Sie picken sich gegenseitig die Federn. Und dazu führt die extrem dichte unnatürliche Haltung von Tieren selbstverständlich zu hoch problematischen Infektionslagen, die nicht mehr vom natürlichen Lebensraum kompensiert werden kann. Also muss man aus dieser Sicht Schwänze abschneiden, Schnäbel abbrennen, Antibiotika schon präventiv einsetzen. Eine alternative Tierhaltung kommt dabei gar nicht mehr in den Sinn. Sie ist aus dieser Sicht vorgestrig, unwirtschaftlich, gefährlich, schmutzig. Und schon sind wir mittendrin, die Tiere, die Pflanzen, die Landschaft an die Erfordernisse der industrialisierten Landwirtschaft anzupassen: totale Kontrolle unter Ausschluss der Öffentlichkeit im Hochsicherheitstrakt. Einseitige Zucht auf Masthöchstleistung. Ersatzspielzeuge für die Bewegungstriebe. Ritalin nicht nur für lebhafte Kinder, sondern auch für die störenden Tiere. Ruhe ist die erste BürgerInnenpflicht (Schweinepflicht) in Lern- und Mastanlagen. Gigantische Monokulturen wie Maisplantagen. Landschaft unter Plastikfolie.

Die meisten Verbraucher würden sicherlich nicht solche Produkte kaufen, wenn sie unmittelbar sehen würden, was Ihr Einkaufsverhalten anrichtet.

Wenn aber an der Theke nur der Preis des Fleisches zu sehen ist und kein Bild über das Elend dieser Tiere gleichzeitig erscheint, dann es ist doch klar, wie der normale Mensch gedankenlos entscheidet. Für das Schoßhündchen nur das Beste. Für sich selbst nur das Billigste.

Natürlich sind viele Bauern unter Druck, ihre gewaltigen Investitionen in den Massentierställen durch perfekte Fleischmassenerzeugung und Massentötung wirtschaftlich zu betreiben. Aber warum werden die Folgen eines solchen Wirtschaftens nicht in den Preis der Produkte mit eingerechnet? Grundwasserverseuchung, Maismonokultur, Artensterben, Vernichtung des tropischen Regenwaldes auf Kosten des Sojaanbaus in Südamerika und die vielen zu erwartenden Todesopfer durch Antibiotikaresistenz. Das wäre eine Goliath Aufgabe für die Politik. Der Preis lügt! Aber dagegen sind die kleinen Öko Davids fast machtlos. Zumindest ohne die Verbraucher.

Nur mit einer anderen Haltungsform können wir tiergerecht, umweltgerecht und menschenwürdig weltweit langfristig eine ausgewogene Nutztierhaltung betreiben.

Natürlich sind Tiere keine Menschen. Aber: Albert Schweitzer sagte einmal: "Wer die Würde der Tiere nicht respektiert, kann sie ihnen nicht nehmen, aber er verliert seine eigene."

Rosa Luxemburg schrieb 1917 in ihrem Brief aus dem Gefängnis: "Die Tiere standen dann beim Abladen ganz still, erschöpft, und eins, welches blutete, schaute dabei vor sich hin mit einem Ausdruck in dem schwarzen Gesicht und den sanften schwarzen Augen wie ein verweintes Kind. Es war direkt der Ausdruck eines Kindes, das hart bestraft worden ist und nicht weiß, wofür, und auch nicht weiß, wie es der Qual und der rohen Gewalt entgehen soll... ich stand davor, und das Tier blickte mich an, mir rannen die Tränen herunter - es waren seine Tränen."

Daher ist es für uns auch wichtig, sich gründlich mit dem Sinn und mit der Art und Weise der Tierhaltung auseinander zusetzen. Denn das betrifft unser Denken grundsätzlich. Der Autor Helmut Schödel formulierte es so: "Erst wenn es keinen Tierschutz mehr geben muss, haben wir etwas

verändert, nämlich uns. Zwischen den Zuständen in manchen Pflegeheimen und den Legebatterien besteht mehr als ein struktureller Zusammenhang. Tierschutz ohne Menschenschutz macht keinen Sinn."
Für den Bauern stellt sich die Frage, passen wir die Tiere an die technischen Systeme an, oder betreiben wir eine artgerechte oder wesensgemäße Tierhaltung. Für uns bedeutet diese wesensgemäße Haltung, dass die Tiere ihre Bedürfnisse unter angemessenen Bedingungen entfalten können, aber gleichzeitig ihre Nutzung durch den Menschen gewährleistet werden kann.
In der aktuellen Auseinandersetzung um die Tierhaltung sehen wir deutlich: Da wo die Tiere nicht an die Bedingungen der Massentierhaltung angepasst werden können, gibt es erhebliche Verhaltensstörungen. Das führt dazu, dass die Schnäbel der Hühner abgebrannt und die Schwänze der Schweine abgeschnitten werden müssen, da es sonst durch Langeweile und Dichtestress zu erheblichen Verletzungen kommen kann. Der Vorwurf der Massentierhaltung an den Tierschützer lautet dann konsequenterweise: Eure Forderungen führen zur Tierquälerei.
Erich Kästner sah sehr hellsichtig die Folgen der Unterwerfung des Menschen unter den so genannten technischen Sachzwang nach dem Motto TINA („There Is No Alternative" Margaret Thatcher, Angela Merkel): „Wird es sich nicht als schrecklicher Irrtum erweisen, wenn man meint, die Dinge, die nunmehr anstelle des Sklaven versklavt sind, ertrügen den Terror, ohne je eine Rechnung zu stellen? Wenn man meint, das Jahrhundert aus List geflochten, denn Forschung ist Überlistung der Dinge, werde so durchkommen? Wenn man meint, die Überlisteten seien so wehrlos? Keine Gegenwehr zu befürchten? Kein Spartakus? Kein Aufstand der neuen Sklaven? Keinerlei Notwehr? Wenn man die Dinge dieser Welt für so stumpf, für so tot hält? Aber so waren Sklavenhalter doch immer gesonnen, und Eroberer. Damals Menschenverachtung, jetzt Verachtung der Dinge? War es nicht Verachtung, die glauben ließ, es sei nur List und ein bisschen Druck nötig, um zu unterwerfen, stumm und gefügig zu ma-

chen? Meint man, das Unternehmen der Welt-Ausrechnung und Welt-Herstellung werde niemals zurückschlagen?"
Aber vielleicht gibt es eine höhere Weisheit: „Das Schwache in der Welt hat Gott erhöht, um das Starke zuschanden zu machen. Das Niedrige in der Welt und das Verachtete hat Gott erwählt: das, was nichts ist, um das, was ist, zu vernichten, damit kein Mensch sich rühmen kann vor Gott." 1. Korinther 1, 27-29
In den Medien wird mittlerweile nach Ebola die Vogelgrippe als neue Sau durchs Dorf getrieben. Der hoch pathogene Grippevirus ist mittlerweile zu H5N8 aufgestiegen. Die Ursache ist natürlich sofort klar. Die äußerst mobilen bösen Krickenten legen mehr als 8000 km zurück. Das Friedrich-Löffler-Institut (FLI) von der Insel Riems nimmt die armen Wildvögel ins Visier und schwups, eine Wildente mit dem Virus wurde tatsächlich in der Gegend gefunden. Aber diese Tiere leben auch am Baikalsee und in Südkorea, wo das Virus sehr verbreitet ist. Prof. Dr. Mettenleiter vom FLI schloss messerscharf: Wildvögel könnten das Virus mit etappenweisen Neuinfektionen von Europa über Asien nach Deutschland in die Niederlande gebracht haben und es könnte sogar über Island nach England vorgedrungen sein. Unser Mitglied Michaela wies auf eine andere Theorie hin, die Ornithologenkreisen vermutet wird: Das Wissenschaftsforum Aviäre Influenza (WAE) hat herausgefunden, dass in Südengland auf der Entenfarm Driffield H5N8 gefunden wurde. Diese gehört zum Massentiermastkonzern Cherry Valley Farm Ltd.. Diese Farmleute vom schönen „Kirschental" unterhalten enge Handelsbeziehungen zu Farmen im H5N8 Gebiet in Südkorea. In Deutschland haben diese süßen Kirschenleute noch eine Entenfarm in Wrietzen (Brandenburg). Die kürzeste Straßenroute von Driffield nach Wrietzen führt unmittelbar über Hekendorf in den Niederlanden, wo der ebenfalls von H5N8 betroffene Betrieb liegt. Welch ein Zufall!
Aber die Wildvogeltheorie des FLI ist zu gut geeignet, um von dem Ursachenkomplex Massentierhaltung abzulenken. Wenn wir wie Sherlock fragen würden, was steckt dahinter, würde er als erstes zu dem Motiv vor-

dringen. Und er würde herausfinden, dass das Forschungsinstitut schon beim Theater um das H5N1 mit üppigsten Forschungs-Millionen gesegnet worden ist. Vielleicht möchte es zu Weihnachten wieder Sterntalerkind spielen. Der Preis: das Bild der deutschen Geflügelindustrie bleibt unbefleckt. Die Folgen: Wir müssen uns auf ein Verbot der Freilandhaltung einstellen. In weiser Voraussicht haben wir unseren zweiten Stall gründlich gereinigt und desinfiziert, damit wir uns auf eine Art geschützter Freilandhaltung mit beiden Ställen und unter Vogelschutznetzen umstellen können. Die konventionellen Halter dagegen brauchen keinerlei Konsequenzen zu befürchten. Wir werden möglicherweise durch staatliche Auflagen gezwungen, gegen das Freilandhaltungsgebot der Bioverbände, , zu verstoßen. Also sitzen wir zwischen den Stühlen. Müssen wir nun den Gesetzgeber verklagen?

Aber es gibt auch Positives: Eine winzige Partei hat es geschafft, im niederländischen Parlament eine Mehrheit dafür zu bekommen, das Glyphosat (Roundup) ab Ende 2015 in Holland nicht mehr frei verkäuflich ist.

Die im Bundestag vertretenen Parteien haben beschlossen, dass die perverse Strategie der EU, Biobetriebe durch Schadenlastumkehr zu vernichten, nicht unterstützt werden soll. Wie berichtet, war nach dieser Strategie geplant, demnächst geschädigte Biobetriebe für die Schäden aufkommen zu lassen, die ihnen durch Pestizidspritzungen konventioneller Nachbarn entstanden.

Wir wollen an dieser Stelle auch nicht vergessen, mitfühlend mit den Politikern zu sein, die sich in vorbildlicher Eigenliebe bereits vorweihnachtlich reichlich mit Geschenken bedacht haben.

Zum Beispiel den ehemaligen Entwicklungshilfeminister Dirk Niebel, der nun seine wirklichen Interessen nicht mehr verniebeln muss und endlich sein bescheidenes ministeriales Ruhestands-Salär mit den Almosen beim Panzerhersteller Rheinmetall aufbessern darf. Sicher hat er sein bisheriges Erfahrungsfeld nutzen können, um segensreiche geschäftliche Kontakte auf Kosten des unerschütterlich dankbaren Steuerzahlers vorzubereiten und dem weihnachtlichen Motto: „ Frieden schaffen mit immer mehr

deutschen Waffen" vorbildlich zu entsprechen. So kann er gleich auch noch die Steuerzahlermilliarden wieder für den Konzern wieder einsammeln, die er den freundlichen Diktatoren dieser Welt gespendet hat.
OK, jetzt aber wirklich mal was schönes: Der Präsident von Uruguay, Jose´ Mujica empfängt seine Staatsgäste lieber auf seinem kleinen Bauernhof, wo er selbst auch mit Hand angelegt. Seine Staatskarosse besteht aus einem alten Volkswagen, den er auch noch selber fährt. Den größten Teil seines Gehaltes spendete für soziale Zwecke. Gerade hat er ein Regierungsgebäude für 100 syrische Waisenkinder zur Verfügung gestellt. Auf Kuba hatte der ehemalige Blumenzüchter 1959 Che Guevara getroffen und mit ihm den Traum von mehr Gerechtigkeit auf dieser Welt geteilt. Als sich Mujica später einer Guerillagruppe gegen das von den USA gestützte Regime in Uruguay anschloss, wurde er festgenommen und für 14 Jahre ins Gefängnis geworfen. 1985 wird er frei gelassen und geht in die Politik. Seit 2010 regierte das Land mit einer vorbildlichen Wirtschafts- und Sozialpolitik. Der bescheidene 80 jährige wird als Volksheld verehrt und gilt weltweit als vorbildlicher Politiker.
Bei aller Kritik wir haben uns auch überlegt, was uns in den letzten zwölf Monaten gelungen ist, Beispiele:
- die Backqualität unserer Weizenversuche ist hervorragend
- in diesem Jahr haben wir unseren bislang besten Porree geerntet
- unsere Schafherde hat sich erheblich vergrößert
- unsere Rinderherde wächst fleischeslustig heran
- die Schulkinder waren vom Bauernhofprojekt und der Jurte restlos begeistert
- der Kinderbauernhof wächst, auch durch das Engagement der Eltern, sehr gut
- Jana hat sich in ihrem neuen Nest sehr gut eingelebt
Liebe Mitglieder und Freunde. So wünschen wir euch nun zum Ende des Jahres 2014 Lebensgenuss, Gesundheit, Entspannung, Freunde, Glück und Zufriedenheit. Frohe Weihnachten und viel Glück im neuen Jahr
euer Team vom CSA Hof Pente

Medienspiegel

Lebenslernort Landwirtschaft: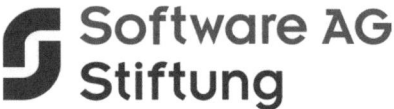

Verständnis des Lebendigen entwickeln

Interview mit Peter Augustin, Pressesprecher und Leiter der Öffentlichkeitsarbeit der Software AG Stiftung. Der Text wurde für die Internetseite der Software AG Stiftung geschrieben.

Wie kann Lernen so gestaltet werden, dass es am echten Leben und nicht in einer künstlich geschaffenen Lernumgebung stattfindet? Wie kann Landwirtschaft Basis für eine solche Lernumgebung sein und das vielzitierte Dorf bieten, das zur Erziehung eines Kindes benötigt wird? Diese Fragen beschäftigen Dr. Tobias Hartkemeyer schon lange. Aufgewachsen auf einem Bauernhof bei Osnabrück, mit einem Vater, der neben der Landwirtschaft immer auch im Bildungsbereich aktiv war – beispielsweise als Leiter einer Volkshochschule – entschied er sich sowohl für ein Studium der Landwirtschaft als auch der Pädagogik und verband beide Themen in seiner Promotion. Bei seiner Suche nach einer Möglichkeit, die beiden Interessen zu vereinen, stieß er gemeinsam mit seiner Frau Julia auf das Modell der gemeinschaftsgetragenen Landwirtschaft, auch solidarische Landwirtschaft oder CSA (Community Supported Agriculture) genannt. Ein Modell, das Hartkemeyer zufolge eigentlich gar nicht funktionieren kann: "Nur mit der Hilfe von ganz vielen Menschen kann das glücken, was aber nicht in herkömmlicher weise von vornherein planbar ist", so der Landwirt und Pädagoge. Geglückt ist das Vorhaben in seinem Fall, der Hof

Pente ist mit gut 240 Mitgliedern im vierten Wirtschaftsjahr einer der erfolgreichsten CSA-Betriebe in Deutschland und immer wieder Gegenstand von Presseartikeln und Fernsehreportagen. Interessant dabei ist aber nicht nur die solidarische Landwirtschaft, sondern die vielfältigen Impulse, die auf dieser Basis ermöglicht werden. Im Gespräch erläutert Tobias Hartkemeyer, wie sich die vielen Initiativen im Bereich Erziehung und Bildung auf dem Hof Pente entwickelt haben und was es mit dem Projekt "Pädagogische Provinz" auf sich hat, das auch von der Software AG – Stiftung unterstützt wird.

Frage: Herr Hartkemeyer, wie kam es dazu, dass Sie den Hof Pente in die Form der gemeinschaftsgetragenen Landwirtschaft überführt haben? Und wie kam es zu dem zweiten Schwerpunkt Bildung?

Hartkemeyer: Nach meinem Studium der Landwirtschaft und Pädagogik war mir klar, dass ich weder einfach nur Lehrer noch "normaler" Bauer werden wollte. Dann habe ich von dieser Idee der gemeinschaftsgetragenen Landwirtschaft gehört. Das erschien mir sofort als genial, Landwirtschaft als einen Begegnungsraum zu begreifen und zu entwickeln. Ein Ort, wo nicht nur der Bauer alleine im Schweiße seines Angesichts arbeitet und dann auch noch versucht, seine Produkte irgendwie gewinnbringend in den Markt zu bringen. Sondern eine gemeinschaftsgetragene Landwirtschaft, die ein sozialer Begegnungsraum und ein Lernfeld ist. Dieser Gedanke hat mich begeistert.

Frage: Wo kommt zur solidarischen Landwirtschaft als Begegnungsort die Qualität eines Lernfeldes hinzu?

Hartkemeyer: Wir wollten das Hofprojekt von Anfang an weiter fassen und nicht nur eine solidarische Landwirtschaft mit der Einbindung aller Kunden und Stakeholder ermöglichen. Uns ging es darum, wie man das gemeinsame Lernen und Leben neu greifen kann. Das Spannende am

Lern- und Lebensort Landwirtschaft ist ja, dass sich vielfältigste Fragen stellen, nicht nur wirtschaftlicher oder produktionstechnischer Art. Das sind ganz konkrete Fragen, und ganz konkrete Menschen überlegen sich, wie sie damit umgehen können. Diesen Ort so zu gestalten, dass diese unterschiedlichen Menschen, von jung bis alt, zusammenkommen können, sich diese Fragen im Kontext stellen und wirklich professionell lernen können, war und ist unser Ziel. Daher war für mich die gemeinschaftlich getragene Landwirtschaft immer mehr als nur ein brüderliches Wirtschaften im landwirtschaftlichen Kontext. Den Hof als Lebenslernort, als Universitas zu entwickeln, das ist für mich Schlüssel und Zukunftsaspekt.

Frage: Wo sehen Sie den Hauptunterschied zwischen den gängigen Bildungseinrichtungen und dem Lebenslernort Landwirtschaft?

Hartkemeyer: Man kann häufig feststellen, dass beispielsweise Universitäten mit ihren starren Strukturen und festen Hierarchien nicht ganz dem entsprechen, was man sich aus Sicht der Organisationsentwicklung unter einer "Lernenden Organisation" vorstellt. Dies sollte gerade bei einem Gemeinschaftshof anders sein, denn sonst funktioniert er einfach nicht. Miteinander Denken und gemeinsam neues Erkunden ist hier sehr wichtig. Es geht auch nicht um abstrakte Theorien, sondern um konkrete, lebenspraktische Dinge. Die Probleme werden an der Praxis und im Zusammenarbeiten gelöst. Das ist insbesondere für das Verstehen des Lebendigen, des Prozesshaften ungemein wichtig – eine Fähigkeit, von der wir uns gesellschaftlich immer weiter entfernt haben und die wir in der Zukunft verstärkt brauchen werden.

Frage: Wie kann man sich die pädagogische Arbeit auf dem Hof konkret vorstellen?

Hartkemeyer: Neben der Erwachsenenbildung in Form von Seminaren zum Dialogprozess so wie Seminare für Auszubildende und Studenten

(Landwirtschaft, Gartenbau und Erziehungswissenschaft) haben wir jedes Jahr viele Auszubildende, Praktikanten - Studenten, Schüler und auch Praktikanten mit besonderen Bedürfnissen, die Schwierigkeiten auf dem ersten Arbeitsmarkt haben. Zusätzlich bringen sich viele Mitglieder ganz praktisch in die Arbeit auf dem Hof ein, das sind oft Menschen in Altersteilzeit oder Rentner. Wenn man noch die Kindertagesstätte mit hinzunimmt, haben wir wirklich alle Generationen auf dem Hof, ein breites Spektrum, was ein sehr produktives und intensives gemeinsames Lernen und Arbeiten ermöglicht. Zudem geben wir auch monatliche "Nachrichten vom Hof" heraus, in denen wir nicht nur über alltagspraktische Hofentwicklungen informieren, sondern auch über Themen wie Saatgut, Züchtung bis hin zu weltpolitischen Themen wie das geplante Freihandelsabkommen informieren.

"Am richtigen Leben lernen"

Frage: Ermöglicht diese Vielfalt, dieses breite Spektrum das, was Sie Handlungspädagogik nennen?

Hartkemeyer: Ja, das ist die Grundlage. Mir wurde das Konzept der Handlungspädagogik am Beispiel meiner eigenen Kindern ganz deutlich: als mein Sohn in den "normalen" Kindergarten kam, war das zunächst wie ein Schock für ihn. Sein Kommentar "Papa, ich will nicht in den Kindergarten, ich will ein richtiger Mann werden" weist darauf hin, dass er weiterhin am "echten" Leben teilnehmen, an der konkreten Arbeit lernen wollte. Und darum geht es uns bei der Handlungspädagogik: vom Zuschauen, Wahrnehmen über das Mithelfen zum eigenen Tun kommen, das sind Lernprozesse an sinnerfüllten und nützlichen Tätigkeiten. Wo können Kinder denn heute noch Erwachsene erleben, die praktische, nachahmenswerte Tätigkeiten vollbringen? Auf dem Lernort Bauernhof dürfen die Kinder schrittweise teilhaben und erleben, wie erwachsene Menschen aus einer sinnhaft orientierten Motivation heraus gemeinsam

Verantwortung für Vielfalt übernehmen. Das ist ein Prozess, den Schule nur schwer nachahmen kann.

Frage: Hat sich aus diesem Erleben die Idee der „Pädagogischen Provinz" entwickelt?

Hartkemeyer: In der Tat, denn wir möchten, dass Kinder über einen längeren Zeitraum an diesem Ort teilhaben dürfen. Deswegen bin ich froh, dass wir durch die Förderung der Software AG – Stiftung den ersten großen Schritt in diese Richtung machen und das Pilotprojekt starten können. Für die dritte Klasse einer benachbarten Waldorfschule soll der Hof für eine gewisse Zeit der Mittelpunkt des gesamten schulischen Geschehens werden. Dafür benötigen sie natürlich auch einen eigenen festen Ort auf dem Hof, an dem der "theoretische" Unterricht stattfindet – in unserem Fall ist das eine große Jurte. Von diesem Ort aus nehmen sie in Gruppen schrittweise teil an den verschiedenen Tätigkeiten, gemeinsam mit den Mitarbeitern und Mitgliedern der Hofgemeinschaft. Die Erfahrung in diesem neuen pädagogischen Projekt soll nicht einfach nur gemacht, sondern auch dokumentiert und weitergegeben werden, um Transfer im Best-Practice-Sinne zu ermöglichen. Das Modell stößt auf großes Interesse, sowohl von Seiten der pädagogischen Praxis als auch der Erziehungswissenschaft.

Frage: Man könnte an dieser Stelle provokativ fragen, ob die Kinder in einer harmonischen, idealisierten Umgebung überhaupt auf das „echte Leben", auf Wettbewerb und die Herausforderungen des Berufslebens vorbereitet werden?

Hartkemeyer: Zunächst einmal kann man fragen, ob wir Opfer von Entwicklungen sind oder unsere Realität gestalten. Wenn ich davon ausgehe, dass wir unsere Welt gestalten können, dann halte ich es für essentiell wichtig, dass wir an unsere Kinder nicht nur Kulturtechniken wie Lesen,

Schreiben, Rechnen oder den Umgang mit Computern weitergeben. Wir müssen ihnen zusätzlich das mitgeben, was dahinter steht, was uns motiviert, treibt und sinnstiftend anregt. Und das lernt man vor allem in einer lebendigen Umgebung, die einen sozialen Begegnungsraum auch mit Pflanzen, Tieren und Boden ermöglicht. Denn zu uns kommen Menschen, die in ihrer Freizeit arbeiten, ohne dafür bezahlt zu werden, Menschen, die gestalten und etwas verändern wollen. Diese Begeisterung können die Kinder im Mit-Tun erleben – eine Erfahrung, die ungeheuer wichtig ist für ihre Entwicklung. Das unterstützt sie dabei, einmal wirklich handlungsfähig zu werden. Für die immer größer werdenden Herausforderungen, die auf uns zukommen, sind solche Fähigkeiten unabdingbar. Von daher würde ich sagen, dass der Lebenslernort Bauernhof im besten Sinne auf das Leben vorbereitet.

Informationen zum Projekt:

Das Pilotprojekt "pädagogische Provinz" wird in Zusammenarbeit mit der Waldorfschule Evinghausen durchgeführt. Ab September 2014 findet für die dritte Klasse für die Dauer von zwei Monaten der gesamte Unterricht einschließlich der sogenannten Bau- und Landbauepoche auf dem Hof Pente statt. Das Projekt nutzt dabei das handlungspädagogische Umfeld des CSA-Hofes. Das Projekt soll jährlich mit der dritten Klasse durchgeführt werden und für ähnliche Projekte mit anderen Klassen und Schulen weitergeführt werden.

Zur Durchführung des Projekts wird auf dem Hof eine Jurte aufgebaut, da zunächst Erfahrungen mit dem Konzept gemacht werden sollen, bevor in feste Bauten investiert wird. Die Jurte ist wie eine mongolische Jurte gebaut, hat aber isolierten Boden, Wände, Decke und ist aus LKW Plane mit Holzfaser gebaut, sodass sie auch bei hiesigen feuchten Witterungsbedingungen im Winter draußen bleiben kann. Geheizt wird mit einem Holzofen.

Der Projektverlauf wird mit einem Film sowie einer externen Evaluation (Institut Dialog Transnational) dokumentiert und ausgewertet. Die Ergebnisse werden in mindestens vier Veranstaltungen in Niedersachsen und in einem Abschlussworkshop (Berlin) dargestellt. Im Oktober 2015 erscheint eine Buchveröffentlichung dazu.

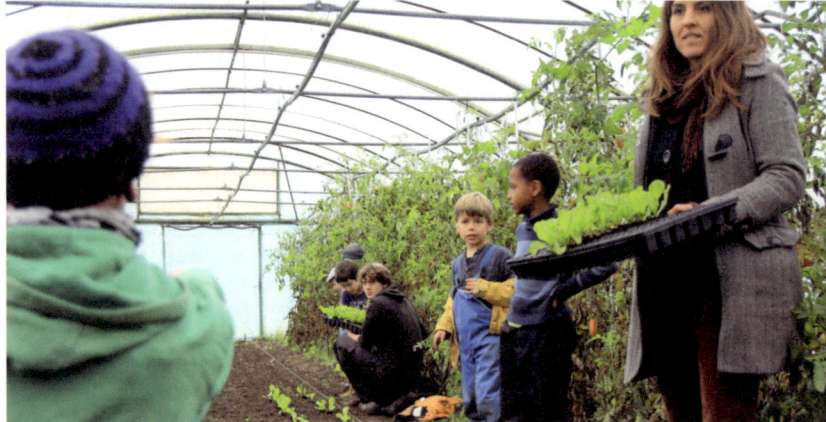

Salat pflanzen im Gewächshaus mit Kindern – Unterwegs mit Schleppi

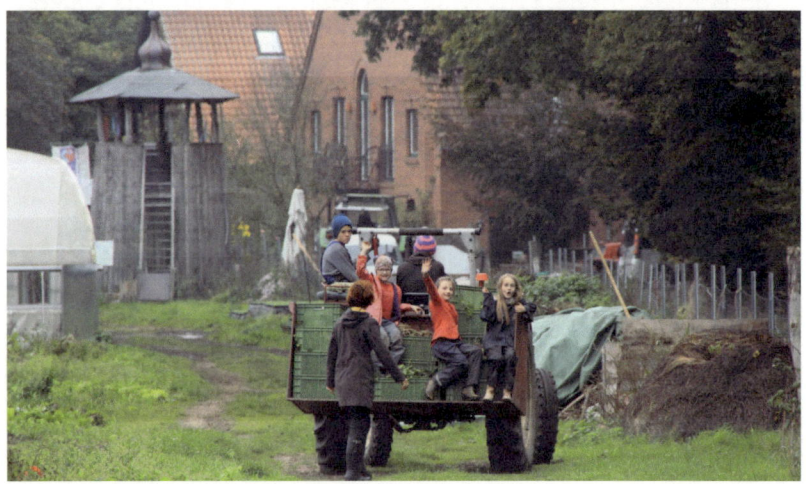

Penter Bauernhof wird zum Klassenzimmer

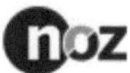

Waldorfschüler auf dem CSA-Hof
Bramscher Nachrichten 20.10.14
Pente. Ein Tag auf dem Bauernhof ist für viele Kinder ein Highlight. Die 24 Jungen und Mädchen der dritten Klasse an der Waldorfschule Evinghausen können darüber nur lächeln: Vier Wochen lang ist der CSA-Hof in Pente ihr Klassenzimmer. Ein Versuch, der nach mehr als der Hälfte der Zeit bei allen Beteiligten Begeisterung auslöst.

Nach der Begrüßungsrunde in der Jurte, die auf dem Hofgelände als Unterrichtsraum dient, verteilen sich die Grundschüler in vier Gruppen über den Hof: Die „Schönmachgruppe" kümmert sich um Instandhaltung, an diesem Montag um die Beseitigung einer großen Pfütze. Die Obstbaumgruppe bestreicht die Bäume mit einem Schutzanstrich, der unter anderem aus Kalk und Kuhmist besteht und Schädlinge fernhalten soll. Die Tiergruppe füttert die Bunten Bentheimer Schweine und sammelt die Eier bei den Hühnern ein. Und die Pflanzgruppe setzt Feldsalat in akkuraten Reihen. Anderthalb Stunden haben sie jeden Vormittag, um ihre Arbeiten erledigen.

„Für die Kinder ist arbeiten spielen", sagt Tobias Hartkemeyer, Hofherr, Bauer und Lehrer . Für ihn bestätigt dieses aufwendige Experiment die Erfahrungen mit dem Bauernhof als Lernort, die er in dem Buch „Das pflügende Klassenzimmer" über Handlungspädagogik und gemeinschaftsgetragene Landwirtschaft zusammengefasst hat. Dieses Buch wird am 30. Oktober in den Handel kommen.

Genauso begeistert ist Christina Nunn, die Klassenlehrerin, die selbst auf dem Hof gewohnt hat und die Idee zu dem Langzeitpraktikum hatte. „In der dritten Klase ist ohnehin die Epoche Ackerbau dran, in der die Kinder den Bogen vom Korn zum Brot schlagen sollen", erklärt sie. Die Lehrerin hat festgestellt, dass bisher noch kein Kind krank gewesen ist und das alle auch am Ende des Tages noch richtig „sprudelig" sind.

Das zeigt sich auch bei der gemeinsamen Runde in der Jurte nach getaner Arbeit. Alwin berichtet stolz, wie ein Huhn ein Ei direkt in seine Hand gelegt hat. „Das habe ich selbst noch nicht erlebt", staunt Tobias Hartkemeyer. Robin berichtet fasziniert, wie der große Eber den Kürbis, den er ihm gegeben hat, „einfach so geknackt" hat. Die Obstbaumgruppe bietet fröhlich an, dass man den Schutzanstrich für die Bäume auch als Haarfärbemittel benutzen könnte.

„Das ist eine gigantische Geschichte", freut sich Hartkemeyer über das pralle Leben auf dem Hof. Die Kinder könnten Sinnbezüge unmittelbar erfahren, auch Rechenaufgaben könnten unmittelbar von der täglichen Arbeit abgeleitet werden: Wieviel Futter brauche ich, wieviele Feldsalatköpfe kann ich in einer Reihe setzen?

Weil Aufsicht und Begleitung von den Arbeitskräften auf dem Hof allein nicht zu leisten sind, helfen täglich engagierte Eltern mit. Das hat den Nebeneffekt, dass die Klassengemeinschaft noch enger zusammen gewachsen ist. „Ich kenne jetzt alle 24", sagt Tobias Hartkemeyer, dessen Tochter Johanna ebenfalls dazugehört. Wenn die Klasse ihre ausgedehnte Epoche Ackerbau beendet hat, will der Pädagoge das Projekt ausführlich dokumentieren und bewerten. Angesichts der bisherigen Erfahrungen wird er es wohl zur Nachahmung für andere Höfe und Klassen empfehlen.

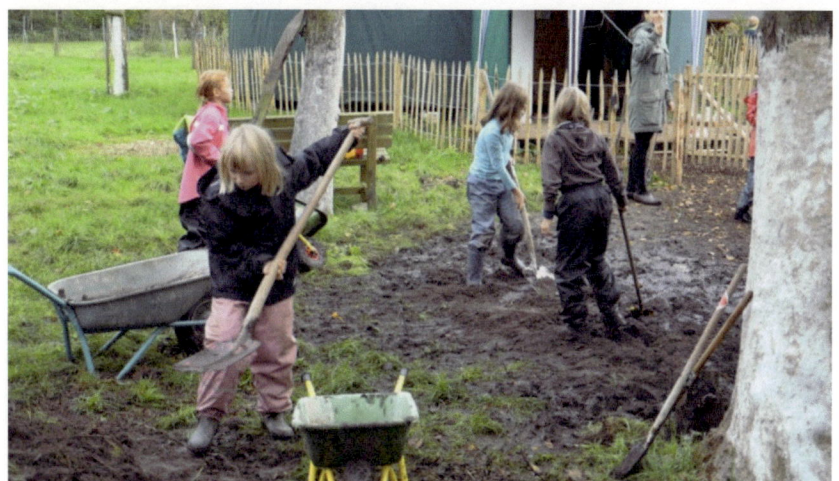

Ein Schlammloch zu verfüllen gehört zu den Aufgaben der „Schönmach-Gruppe Foto: Heiner Beinke

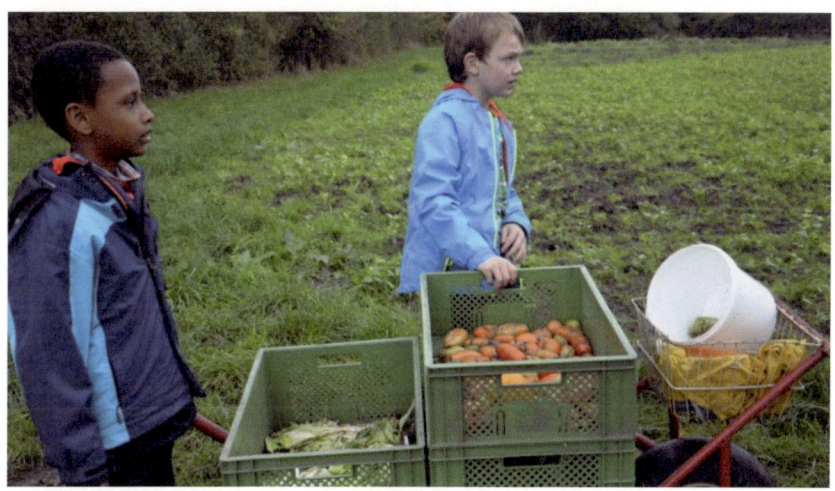

Futter für die Schweine sammelt die Tiergruppe, die auch die Eier bei den Hühnern einsammelt. Foto: Heiner Beinke

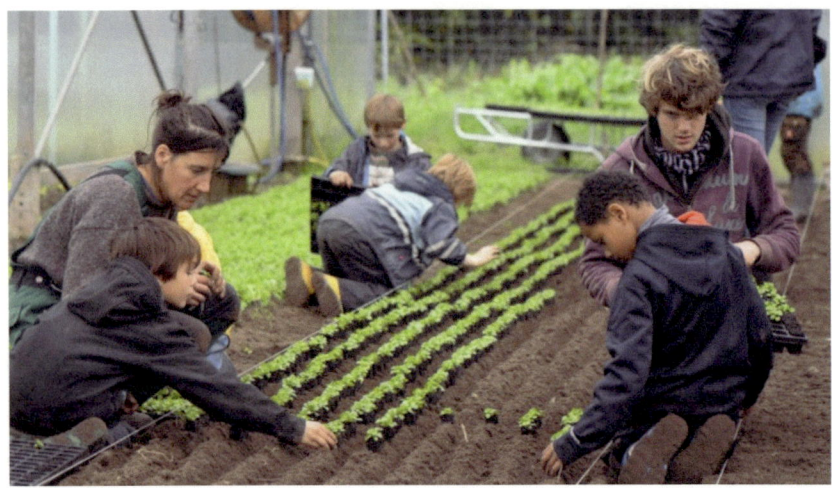

Die Pflanzgruppe setzt Feldsalat gewissenhaft in akkurat gezogenen Reihen.
Foto: Heiner Beinke

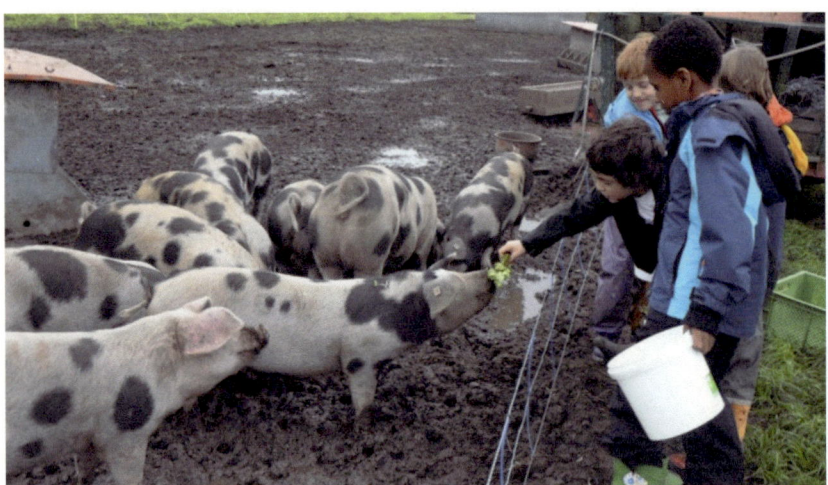

Das Füttern ist besonders beliebt, aber jeder arbeitet eine Woche in jeder der vier Gruppen. Foto: Heiner Beinke

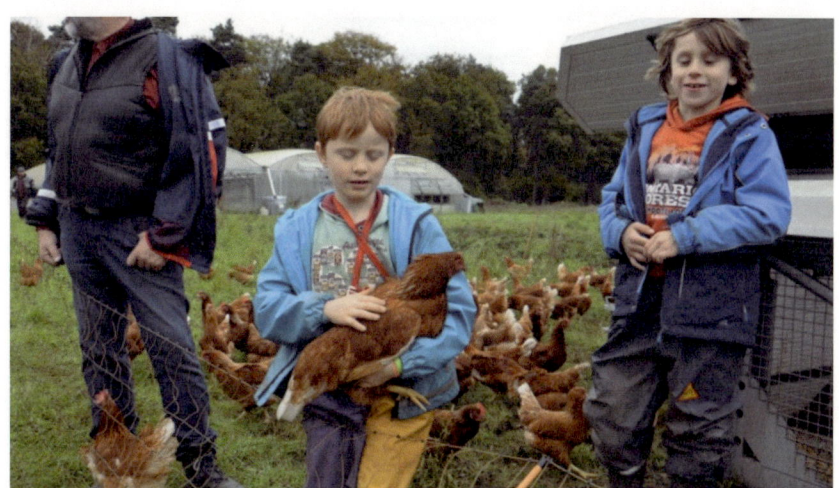

Robin präsentiert sein Lieblingshuhn.   Foto: Heiner Beinke

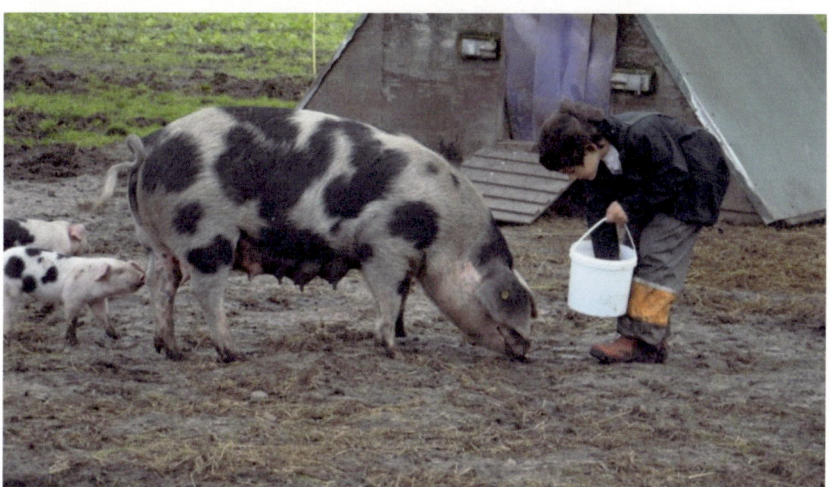

Keine Angst vor großen Tieren zeigten die Waldorfschüler.   Foto: Heiner Beinke

Kommentar: Perfekt
Dass Lernen durch Bewegung begünstigt wird. ist keine neue Erkenntnis. Wer erlebt, mit welchem Feuereifer die Kinder auf dem CSA-Hof bei der Sache sind, wie sie im wahrsten Sinne des Wortes spielend größere Zusammenhänge begreifen und aneinander Fähigkeiten entdecken. die im normalen Schulalltag nicht gefragt sind, erkennt, welche Möglichkeiten Handlungspädagogik bietet. Der CSA—Hof in Pente bietet dafür den perfekten Rahmen, weil die Betreiber zum prakti-schen auch das theoretische und pädagogische Wissen mitbringen. Diese vier Wochen werden den Kindern sicher noch lange in Erinnerung bleiben. Schade, dass gesetzliche Regelschulen so etwas nicht in ihrem Stundenplan unterbringen können. - *Heiner Beinke NOZ*

Kindergarten auf dem Bauernhof
Kein Mangel an Natur

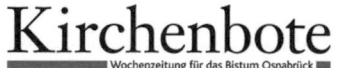

09.10.2013 Astrit Fleute - Kirchenbote

Kinder lieben und brauchen die Natur. Doch heute strolchen sie kaum noch im Freien herum. Sie malen Kühe lila und Enten quietschegelb – mit fatalen Folgen. Anders auf dem Kinderbauernhof: Hier nehmen die Kleinen ganz selbstverständlich am Leben auf dem Hof, in Wald, Feld und Garten teil.

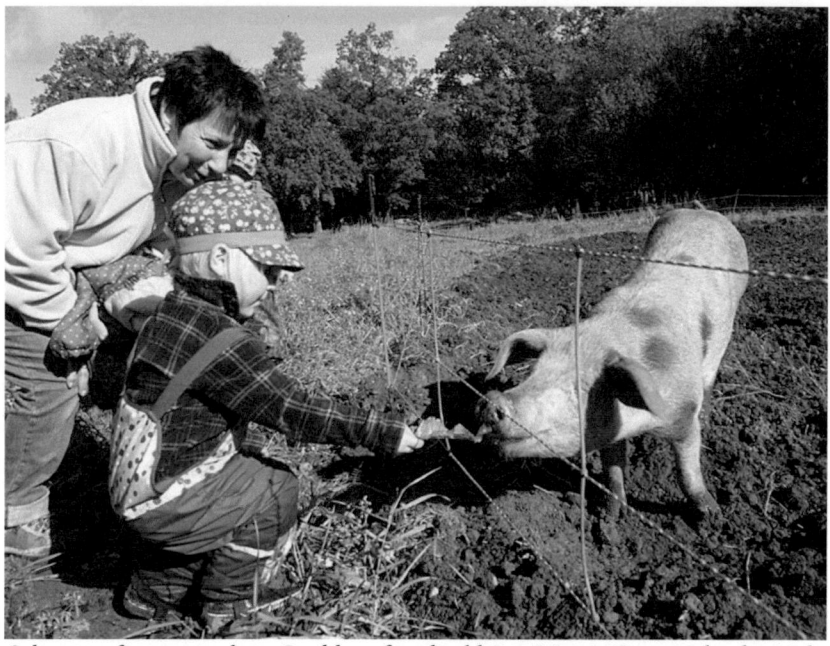

Schweine füttern ist kein Problem für die kleine Maja: Ganz nebenbei sieht sie die Tiere aufwachsen, lernt den natürlichen Kreislauf des Lebens kennen. Foto: Astrid Fleute

Der Frosch ist an diesem Vormittag die Attraktion. Schnell trommelt Tom seine Kindergartenfreunde zusammen: „Tobias hat einen Frosch gefangen!", ruft er aufgeregt übers Möhrenfeld. Ganz ruhig sitzt das Tier auf der Hand. Streicheln? Kein Problem für die ein- bis vierjährigen Kinder, die schnell angelaufen kommen. Sie kennen sich aus mit der Natur, den Tieren und Pflanzen. Seit dem Sommer verbringen sie ihre Vormittage auf dem Kinderbauernhof in Bramsche-Pente, nördlich von Osnabrück.

Am „echten Leben" teilnehmen

Die Großtagespflegestelle ist das neueste Projekt des CSA-Hofs Pente, einem gemeinschaftsgetragenen landwirtschaftlichen Betrieb. Die Kindergartenkinder leben mit ihren Erzieherinnen auf dem Hof und lernen alle Facetten des Lebens auf einem Bauernhof ganz selbstverständlich kennen. „Wenn die Kinder sehen, dass sie einen Anteil haben an dem, was auf ihrem Teller landet, ist das eine ganz tolle Erfahrung", betont Tobias Hartkemeyer, der den CSA-Hof vor drei Jahren ins Leben rief. Der studierte Landwirt und Pädagoge möchte mit dem Kinderbauernhof nicht nur einen Ort schaffen, wo Kinder intensiv Natur erleben können, sondern wo sie auch sehen, wie Erwachsene arbeiten. Denn Kinder, betont er, „lernen ganz stark durch Nachahmung. Oft verstehen sie aber gar nicht, was genau ihre Eltern arbeiten und tun. Wir verrichten hier Tätigkeiten, die sie kennen, die mit ihrem Alltag zu tun haben. Hier haben sie das Gefühl, am echten Leben teilnehmen zu können". Der Gemeinschaftsbetrieb baut über 60 Gemüsesorten an, es gibt verschiedene Obstsorten, Getreideanbau, Schweine, Hühner, Rinder, Schafe und Bienen.

Die ersten Wissenschaftler sprechen schon vom Naturmangelsyndrom

Im Haupthaus des Hofes haben die zehn Kinder mit ihren Erzieherinnen eine Wohnung bezogen. Täglich gehen sie mehrere Stunden nach draußen, sie sammeln Eier auf, säen und ernten, machen Feuer im nahen Wäldchen, rösten Kartoffeln oder füttern die Tiere. „Die Kinder erleben den Zusammenhang. Wir sammeln die Eier und ernten das Gemüse und kochen gemeinsam unser Mittagessen", erzählt Hartkemeyer. Ganz nebenbei lernen sie dabei im ganz natürlichen Tempo die Jahres- und Wachstumszeiten kennen, erleben, wie sich das Laub langsam verfärbt, die Gurke wächst und die Himbeeren reifen – Erlebnisse, die vielen Kinder heute fehlen.

In den USA sprechen schon die ersten Wissenschaftler von einem „Nature-Deficit-Syndrom" (Naturmangelsyndrom). Dahinter steckt, dass Kinder entscheidende Erfahrungen nicht mehr machen können, wenn sie in einer zu stark strukturierten Welt groß werden. Hirnforscher und Psychologen warnen schon lange vor den Folgen. Denn Bewegung, Naturbeobachtung, Einbeziehung in den natürlichen Rhythmus sind die besten Voraussetzungen für kindliche Intelligenzentwicklung und körperliche Entfaltung. Ohne die Nähe zur Natur verkümmert die emotionale Bindungsfähigkeit, schwinden Empathie, Fantasie, Kreativität und Lebensfreude, erklärt Hirnforscher Gerald Hüther. Und noch mehr: „Mit derselben Schnelligkeit, mit der die Wildnis aus der Psyche unserer Kinder schwindet, steigt die Häufigkeit ihrer seelischen Krankheiten", so der Biologe und Naturphilosoph Andreas Weber. Kinder benötigten sinnliche Erfahrungen in Freiheit. „Es genügt ein Stück Brachland, ein Schulhof, der nicht TÜV-geprüft ist, sondern sich selbst und den Ideen der Kinder überlassen wird."

Freiheit und ein Stück Brachland genügen

Auch in Pente sind Wald und Feld Turnhalle und Spielplatz zugleich. Die Kinder balancieren über Baumstämme und Ackerflächen, klettern auf Bäume, stapeln Holzkisten, schieben Schubkarren, spielen im Stroh, pflücken Obst und ernten Gemüse. Dabei schulen sie vielfältigste Sinne. Laut einer schwedischen Studie sind Kindergartenkinder, die den Tag draußen in der Natur verbringen, signifikant gesünder, haben eine bessere Motorik und Konzentration und sind fantasiereicher. Das beobachten auch Erzieherinnen und Eltern des Kinderbauernhofs: „Die Kinder sind lebendiger, besser drauf, wissbegieriger, aufnahmefähiger", erzählt Chantal Wetzel, die im Rahmen ihrer Erzieherausbildung ein Praktikum uf dem Hof absolviert. Die 20-Jährige ist begeistert vom Konzept der Einrichtung. Eine Mutter habe ihr berichtet, dass ihr Sohn nun viel lebendiger nach Hause komme: „Er war vorher in einem anderen Kindergarten und hat wenig erzählt, war mittags ‚platt' und ausgelaugt." Nun berichte er begeistert von seinen Erlebnissen, spiele Szenen nach, sei ausgeglichener, ruhiger und zufriedener.

Wie Hirnforscher Hüther führt sie das auf die Erfahrungen zurück, die Kinder nur in der Natur machen können. Hüther betont: „Lebenstüchtig kann man nur werden, wenn man dem Leben auch begegnet. Dazu muss man aber raus und nicht im Kinderzimmer oder vor dem Computer bleiben."

Astrid Fleute - Kirchenbote

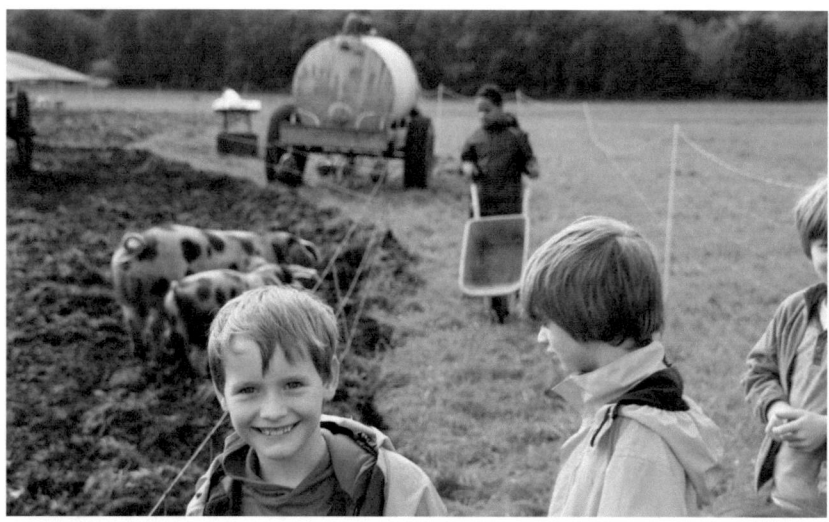

Ministeriumsvertreter aus Ghana besucht CSA Hof Pente
Kleinbauern werden vergessen

Bramscher Nachrichten Pente. Als Vorbild und Chance für die ländliche Entwicklung in Afrika bezeichnete Ernest Patrick Mallet vom Ministerium für Landwirschaft und Ernährung in Accra, Ghana, das CSA-Modell in Bramsche. Tobias Hartkemeyer erläuterte dem Gast bei der Betriebesbesichtigung Ziele und Organistion von Bildung und Ausbildung auf dem Hof.

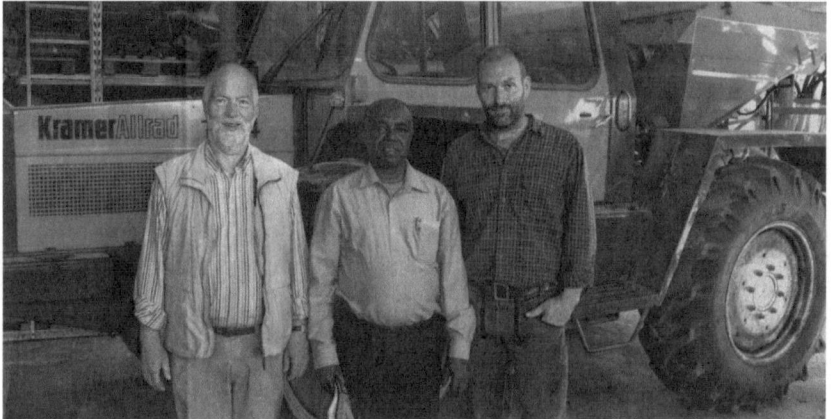

Besuch aus Ghana: Tobias Hartkemeyer (rechts) zeigt Ernst Patrick Mallet (Mitte) den CSA Hof Pente.

Mallet, der in Ghana für Bildung und Ausbildung zuständig ist, besucht derzeit Forschungs- und Ausbildungsstätten in Deutschland, um Ideen und Anregungen für die Weiterentwicklung des Agrarsektors zu erkunden, Das bevölkerungsreiche westafrikanische Land will die Motivation und die Qualifikation der jungen Generation für die Landwirtschaft heben. Leider aber gelten auch dort landwirtschaftliche Arbeit mittlerweile nach dem

Vorbild des Westens eher als schmutzig und primitiv. Der Westen setze in seiner Entwicklungspolitik inzwischen auf die sogenannte intensive Landwirtschaft mit dem großflächigen Einsatz von Pestiziden und Gentechnik. Diese Entwicklung werde auch von der Linda-und-Bill-Gates-Stiftung massiv gefördert. Man vergesse dabei die Millionen Kleinbauern und die sozialen Netzwerke die dadurch entwurzelt und zerstört würden. Mallet sah in dem CSA-Modell der gemeinschaftsgetragenen Landwirtschaft auch für sein Land die Chance, dass Erzeuger und Verbraucher wieder enger miteinander in Kontakt kämen und gemeinsam sich selbst tragende Strukturen auf neuer Basis im ländlichen Raum schaffen können.

Ministeriumsvertreter aus Osttimor besucht CSA Hof Pente
Besuch aus Osttimor

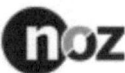

Bramscher Nachrichten 29.07.14

Bis zur anderen Seite des Erdballs reicht das Interesse am CSA Projekt in Bramsche-Pente: Ipolito da Costa, Direktor für Bildung und Ausbildung des Landwirtschaftsministeriums der Demokratischen Republik Osttimor, besuchte auf Einladung der Gesellschaft für Internationale Zusammenarbeit (GIZ) den CSA-Hof. Hier wollte da Costa im Gespräch mit Projektleiter Tobias Hartkemeyer Anregungen für eine neue Strategie der Agrarentwicklung auf dem Inselstaat bekommen. 400.000 junge Menschen warten in Osttimor auf berufliche Chancen, betonte da Costa. Industrie gebe es auf der Insel kaum. Durch den Ölboom habe die Insel zwar derzeit finanzielle Möglichkeiten. Aber das Land sei noch vom Bürgerkrieg verwüstet. Die junge Generation wolle eher dem vermeintlichen westlichen Lebensstil nacheifern und ihre Lebenszeit im Umgang mit PC, Handys und Verwaltungsaufgaben verbringen. Die Arbeit mit dem Boden, der Landwirtschaft, gelte als unmodern. Da Costa staunte deshalb umso mehr über die Vielfalt des Betriebes und das große Interesse junger Menschen an Ausbildung, Praktikum und Weiterbildung, die zum großen Teil gar nicht aus der Landwirtschaft stammten.

Ernährung 2.0
Die Fatale Entwicklung der Agrarindustrie

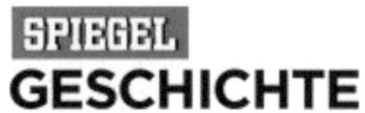

Der Spiegel hat eine sehr spannende Dokumentation in 3 Teilen über die Entwicklung der Landwirtschaft in den vergangenen 60 Jahren gemacht. Dabei wird die dramatische Veränderung der bäuerlichen Kreislaufwirtschaft, hin zu einer Chemie-Landwirtschaft, mit fatalen Folgen für Mensch, Tier und die Gesundheit der Natur insgesamt dargestellt. Spiegel Geschichte geht den Machenschaften der Nahrungsmittelerzeuger und den politischen Hintergründen auf den Grund. Wer und was steckt hinter dem großen Bauernsterben? Welche Rolle spielen Dünger, Pestizide und Gentechnologie? Warum verpuffen die alarmierenden Ergebnisse des Weltagrarberichts? Wer steckt hinter dem Kampf um Macht, Märkte und Milliarden im Ernährungsbereich? Was passiert, wenn altes, bäuerliches Wissen verloren geht?
Im ersten Teil kommen dabei aber auch der CSA Hof Pente und Prof. Dr. Hans-Rudolf Herren (Träger des alternativen Nobelpreises und Co Präsident des Weltagrarberichtes) zu Wort.

Teil 1 mit dem CSA Hof Pente ist bei Youtube unter dem Titel: „Ernährung 2.0 E01 - Fatale Entwicklung der Agrarindustrie" zu sehen.

https://www.youtube.com/watch?v=fkuDI7IauAg

Studenten aus Mexiko zu Gast in Pente
Besuch auf dem CSA-Hof

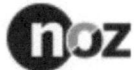

Bramscher Nachrichten 07.11.2014 Pente. Von den Vereinten Nationen wurde das Jahr 2014 zum Jahr der bäuerlichen Landwirtschaft erklärt. Aber die ist weltweit bedroht. 15 mexikanische Studierende von der „Universidad Intercultural del Estado de Hidalgo" (UICEH), also von der interkulturellen Universität des mexikanischen Bundesstaates Hidalgo, besuchten jetzt den CSA-Hof Pente, um alternative Betriebsformen für die Landwirtschaft kennenzulernen.

Dabei wurde deutlich, dass die bäuerliche Landwirtschaft in Deutschland wie in Mexiko unter starkem Druck der Agrarkonzerne steht. Aktuell beschäftigten sich die Studierenden mit den Auswirkungen des Freihandelsabkommens zwischen den USA und Mexiko (NAFTA). Anders als von der Politik versprochen, sei kein positiver Arbeitsplatzeffekt entstanden. Im Gegenteil, massive US-Exporte, vor allem genmanipulierter Mais, werde zu Dumping-Preisen auf den mexikanischen Markt geworfen, so ihr Ergebnis. Dabei lebten viele Menschen auf dem Lande von der Pflege einer unglaublichen Sortenvielfalt.

Die Folgen seien eine massive Existenzvernichtung von Kleinbauern, eine zunehmende Landflucht und eine Verelendung dieser Menschen in den Städten. Solche Effekte gingen nicht in die offiziellen Statistiken ein, da diese Menschen ohne Sozialversicherung überhaupt nicht erfasst würden. Aber es gebe auch Lichtblicke: Mexikanische Richter hätten aufgrund des massiven Protestes der Bauern im Bundesstaat Yucatan, der Urheimat der Inkas, dem Agrarkonzern Monsanto verboten, Gentechnik gegen den Willen der Bevölkerung anzuwenden. Man befürchte die gentechnische Verseuchung von Blütenpollen. Mehr als 20000 Familien in der Region lebten von der Honigerzeugung. Der Export sei massiv bedroht. Denn gentechnisch verunreinigter Honig müsse in Europa als Sondermüll entsorgt werden.

Die mexikanischen Studenten waren erfreut, dass es auch in Deutschland Strukturen wie das CSA-Model l gebe, die Anregungen für die Weiterentwicklung der Landwirtschaft ohne Gentechnik und ohne Massentierhaltung geben können. Dabei sei auch der soziale Zusammenhalt zwischen Bauern und Verbraucher gefordert.

Zur Freude der Mexikaner konnte Bauer Tobias Hartkemeyer seine Gäste wegen seiner Studienaufenthalte in Spanien, Peru und Mexiko in ihrer Muttersprache über den Hof führen. Die Studenten schlugen vor, eine Schulpartnerschaft oder eine Klassenpartnerschaft zwischen Hidalgo und Bramsche zu begründen. Die Kinder können sich dann in Briefen gegenseitig ihre Schulwege und ihre Lebenswirklichkeit durch Bild und Schrift erklären und dadurch eine Motivation für das Erlernen von Sprache und für die interkulturelle Verständigung bekommen.

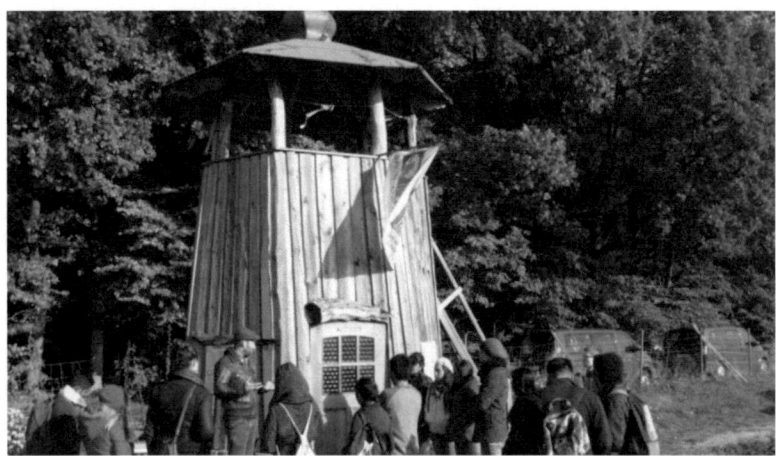

Bild: Aufmerksam folgten die Studenten aus Hidalgo in Mexiko den Erläuterungen von Hof-Chef Tobias Hartkemeyer. Foto: CSA-Hof

100. Praktikant arbeitet auf dem CSA-Hof Pente
Begeisterung für Projekt

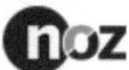

Bramscher Nachrichten 03.07.2014 Pente. „Spannend und bereichernd" findet Ananda Erben seine Arbeit auf dem CSA-Hof in Pente. Dort ist der Student aus dem Allgäu einer von vielen Schnuperarbeitern in der jungen Geschichte des Hofes und doch etwas Besonderes: Erben ist der 100 Praktikant seit Gründung des Hofes vor nicht einmal vier Jahren.

Regelmäßig würden Waldorfschüler als Praktikanten für jeweils einen Monat aufgenommen, dazu kämen immer wieder Studenten und auch Reisende aus USA, Kanada oder Australien, die sich ihren Aufenthalt durch Arbeit verdienen, sagt Tobias Hartkemeyer. Viele Bewerber hätten auch einen pädagogischen Hintergrund, betont der Initiator des CSA-Projektes. Die Abkürzung steht für Community Supported Agriculture, also gemeinschaftlich unterstützte Landwirtschaft. Inzwischen gebe es so viele Praktikumsanfragen, dass er gar nicht mehr alle zeitnah beantworten könne, meint Hartkemeyer.

Das kann Ananda Erben nur bestätigen. „Es hilft, hartnäckig zu sein", beschreibt der 28-jährige seinen Weg zum Praktikum über mehrere Anfragen und Anrufe auf dem Penter Hof. Erben hatte Hartkemeyer und sein Hofprojekt bei einem Vortrag in Kassel-Witzenhausen kennengelernt, wo er ökologische Agrarwissenschaften studiert. „Da dachte ich, das klingt gut", erzählt der Praktikant, der nach zwei Monaten in Pente alle Erwartungen bestätigt sieht. Konsequent ökologisch ausgerichteter Ackerbau und Viehzucht mit dem Ziel, die Vielfalt zu erhalten und den Hof „als Erlebnisort für alle möglichen Leute zu öffnen", entspricht genau seinen Idealen. „Das kann ich mir auf alle Fälle vorstellen, so etwas später zu machen", betont Erben. „Mit Projekten wie diesen kann man die Idee der Nachhaltigkeit in Kreise tragen, die da sonst nicht viel mit zu tun hat", verspricht Erben sich von diesem Ansatz auch die erforderliche höhere Wertschätzung der Gesellschaft für echte Landwirtschaft.

„Für uns ist wichtig, dass die Idee weiter verbreitet wird", ergänzt Tobias Hartkemeyer, der selbst mit seinem Jubiläumspraktikanten zufrieden ist. Dazu gehört auch, dass der sich für die dreieinhalb Monate seines Aufenthalts in die Gemeinschaft einbringt. Da hat der Allgäuer einen großen Vorteil: Als ausgezeichneter Gitarrist passt er gut zu den musikalischen Vorlieben, die auf dem CSA-Hof gepflegt werden .

Ananda Erben, der sich zuvor im Studium der Umweltwissenschaften für den Schwerpunkt Bioökonomie und nachhaltige Bodennutzung interessiert hat, hat zudem tierische Freunde gefunden: „Ich kümmere mich gerne um die bunten Bentheimer Schweine , zu Nutztieren hatte ich vorher nicht so einen Bezug".

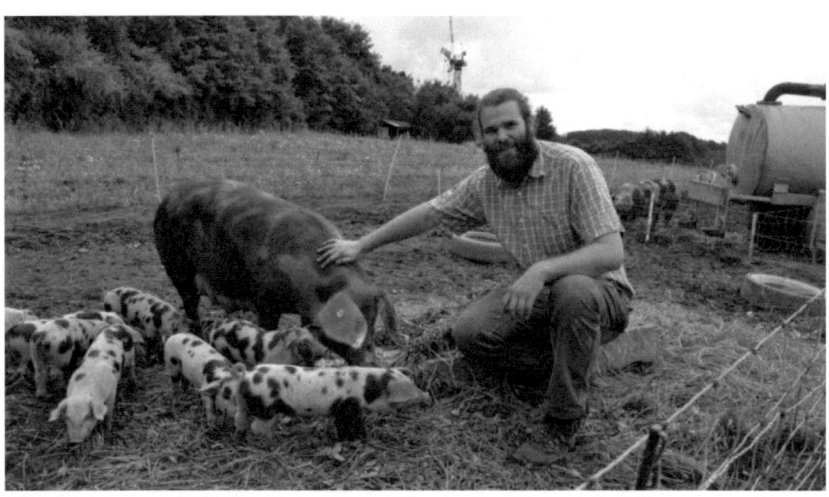

Die bunten Bentheimer Schweine haben es Ananda Erben besonders angetan. Er ist der 100. Praktikant auf dem CSA-Hof Pente. Foto und Artikel von Heiner Beinke

„Penter Goldschwein" für Hühner Chroniken
Literaturpreis der Penter Hofnachrichten geht an Nikolai Warnke

Schon viele Schüler verbrachten Ihr Praktikum auf dem CSA Hof Pente und hielten dabei die Erinnerungen in ihrem Praktikumsbericht fest. Der Bericht von Nikolai Warnke ist hier jedoch von besonderer Art. Mit viel Humor verfasste er gleich ein Büchlein über sein dreiwöchiges Praktikum und wurde damit nun mit dem Penter Goldschwein ausgezeichnet.

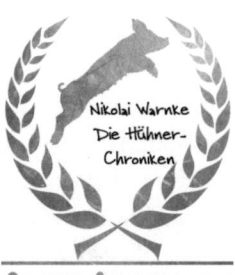
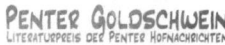
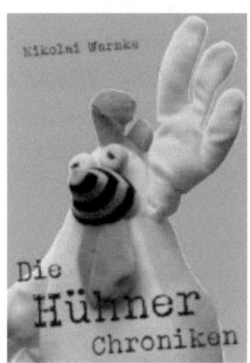

Für Nikolai schien es klar, das der CSA Hof Pente etwas besonderes sei, aber das ihm jetzt auch noch das quirlige Huhn Gerda begegnet, damit hat er nicht gerechnet. Das Huhn überschüttet ihn mit seinen philosophischen Ansichten über Legebatterien, EU-Normen und Saatgutbefreiung. Er erfährt, was es mit dem hofeigenen Friedhof und dem Hühnermobil auf sich hat. Das anthroposophisch geprägte Geflügel lässt keine Gelegenheit aus, ihm einen Streich nach dem anderen zu spielen. Selbst als er nach zwei Wochen krank und erschöpft abgeholt werden muss, lässt ihn das Huhn nicht in Ruhe – wird es ihn ewig verfolgen

Zu den Autoren: Nikolai Warnke: Jahrgang '99. Seine Freizeit verbringt er mit koreanischem Schwertkampf (Haidong Gumdo), intuitivem Bogenschießen, Miniaturenbemalung (Warhammer) und dem intensiven konsumieren von Hörbüchern und Heavy Metal Musik. Er ist der Meinung: Wer Fleisch essen will, sollte mindestens einmal in seinem Leben Nutztiere gehalten und selber geschlachtet haben. Er ist davon überzeugt, dass dies die nachhaltigste Methode wäre, den Fleischkonsum drastisch zu reduzieren und der Produktion von Lebensmitteln wieder die Wertschätzung zukommen zu lassen, die sie verdient.

Co-Autor: Das Huhn Gelegt und aufgewachsen in einer Legebatterie, gelingt es dem Huhn in jungen Jahren dem Sicherheitstrakt des Aufzuchtbetriebes zu entkommen. Seine traumatischen Kindheitserfahrungen verarbeitet es in seiner Autobiographie: Chicken survivor. Nach einer entbehrungsreichen Flucht findet es Zuflucht auf dem CSA Hof Pente. Von revolutionären Gedanken getrieben, beschäftigt sich da Huhn fortwährend mit der Befreiung des Federviehs und setzt sich für artgerechte Arbeitsbedingungen aller Tiere ein. Darüber hinaus hat es der Ernsthaftigkeit des Lebens abgeschworen und findet im Alltäglichen die kleinen Glücksmomente, getreu dem Motto: Wer scharrt, findet den Wurm.

Die Hühner Chroniken - Warnke, Nikolai – Paperback 56 Seiten
ISBN 978-3-7386-0449-8 - Verlag: Books on Demand - € 8,99

Penter Pioniertat trägt späte Früchte
Erstes Windrad im Kreis gebaut

Bramscher Nachrichten 27.09.2014 Pente. Der Slogan „vorweggehen", mit dem ein Energieriese unter anderem auch für Windenergie wirbt, entlockt Johannes Hartkemeyer höchstens ein verächtliches Lächeln. „Hinterherschleichen" wäre angebrachter, findet er. Vorweggegangen ist der Penter selbst. Nicht jetzt, sondern vor knapp 35 Jahren. Als er beschloss, das erste Windrad der Region zu bauen. Und zwar gegen den Widerstand derer, die heute vorweggehen wollen.

Die Erinnerung führt Hartkemeyer zurück in eine Zeit, in der in Energiefragen alles so klar war wie heute, nur genau andersherum: Die Kernenergie war der Weg in Zukunft. Das Wort Atom wurde wegen der Verbindung mit der Bombe gern vermieden, verharmlosende Worthülsen wie der „nukleare Entsorgungspark" verschleierten für Hartkemeyer, dass damals wie heute die Antwort auf die entscheidende Frage fehlte: Wo bleibt am Ende der für Jahrhunderte gefährliche Abfall?

Da müsse es doch etwas anderes geben, dachten Hartkemeyer und einige andere. Doch wenn sie Sonne und Wind als Energiequellen ins Spiel brachten, „wurden wir ausgelacht", erinnert sich der damals in der Landjugend aktive Landwirt und spätere langjährige Leiter der Volkshochschule Osnabrück. In einer Trotzreaktion wuchs bei ihm der Entschluss: „Ich bau jetzt selbst so ein Ding, ich will wissen, ob das funktioniert."

Fast drei Jahre lang schraubte und schweißte Hartkemeyer an Wochenenden mit den Teilen herum, die er sich auf den Schrottplätzen zusammensuchte. Edelstahl für die Flügel, eine ausgediente Büssing-Hinterachse, ein alter Göpel und nur eine einzige Schiebkarre voll Beton gehörten zu den

Bauteilen, die für Hartkemeyers Windrad Verwendung fanden. Er wählte eine Variante mit vier Flügeln, weil die ihm am stabilsten erschien.

Zeitgleich sah sich der Hobbytüftler aus Pente bei geförderten Großprojekten um und war fassungslos. Renommierte Firmen wie Messerschmitt-Bölkow-Blohm arbeiteten an einem Windrad mit nur einem Flügel. „Das ist das Komplizierteste, was es gibt", vermutete Hartkemeyer schon hinter dem Grundansatz das Bemühen, den Versuch scheitern zu lassen und den Nachweis zu erbringen, das alternative Energien nicht funktionieren. Auf kritische Nachfragen jedenfalls seien die Ingenieure „rot vor Scham" geworden. Auf seinem Hof in Pente nahe der B68 wählte Hartkemeyer den Standort für sein Windrad deshalb nicht nur nach technischen Gesichtspunkten: „Das stellst du so auf, dass jeder sehen kann, dass es funktioniert."

Bevor sich aber Hartkemeyers Windrad drehen konnte, galt es noch, etliche bürokratische Hürden zu nehmen. Es gab Probleme mit der Baugenehmigung bis hin zur Abbruchverfügung, die Energieversorger stellten sich quer bei einer Regelung für die Stromeinspeisung. Weil hier eine Einigung partout nicht zu erreichen war – unter anderem sollte der Strom-Windmüller die Verantwortung für etwaige Spannungsschwankungen im Netz übernehmen – entschied sich der Tüftler schließlich, eine Fußbodenheizung mit dem Windstrom zu betreiben.

Es funktionierte. „Wärme aus Schrott und Wind" schrieb 1987, fünf Jahre nach der Inbetriebnahme, der „Kirchenbote". Tausende von Schaulustigen pilgerten zum Hörnschen Knapp, um das Windrad zu inspizieren. Nicht alle wollten glauben, dass das Ungetüm mit seinen 13,60 Meter langen Flügeln Strom erzeugt. „Die konnten sich das nur als Ventilator vorstellen", erinnert sich Hartkemeyer an eine Gruppe. Verständigere Zeitgenossen nahmen weite Wege in Kauf: Zu den Besuchern zählte der Leiter der päpstlichen Sternwarte in Castel Gandolfo.

Heute hat das Windrad ausgedient. Es steht noch vor dem Hof, wächst langsam zu und funktioniert noch als erstklassiger Blitzableiter, Dort kann es auch bleiben, wenn es nicht noch einen Platz in einem Museum findet. Als Beleg für die Geschichte, wie „ein kleiner Bauer aus Bramsche" den großen Konzernen und Wissenschaftlern bewiesen hat, dass Windenergie auch mit einfachsten Mitteln funktioniert. Den Siegeszug der regenerativen Energien begegnet er mit Freude, aber auch skeptisch. Denn jene, die vorweggehen, setzen schon wieder auf schwere Technik und Überlandleitungen statt auf dezentrale Netze, bedauert der mit dem Bundesverdienstkreuz ausgezeichnete Querdenker .

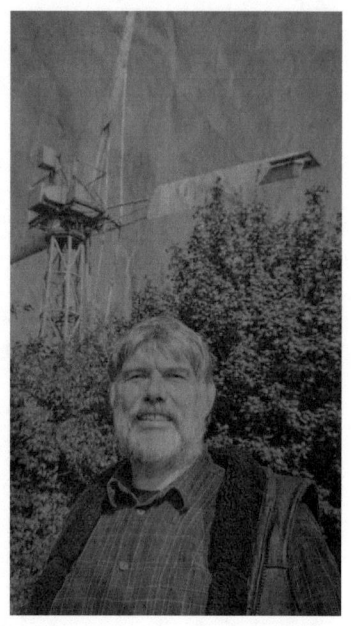

Johannes Hartkemeyer vor seinem selbst gebauten Windrad. Foto und Text: Heiner Beinke

Musikalische Note für den Bio-Bauernhof in Pente
Künstlerin lebt auf CSA-Hof

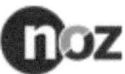

Bramscher Nachrichten 16.01.2014 Pente. Der CSA-Hof in Pente hat schon etwas von einem Taubenschlag, nicht nur wegen der vielen Kunden, die den Bio-Bauernhof regelmäßig aufsuchen. Immer wieder finden Menschen den Weg hierher, die Arbeit, Austausch oder Gemeinschaft oder alles zusammen suchen. Sie geben der Hofgemeinschaft eine persönliche Note. Im Fall von Anna-Sophie Becker ist es eine musikalische.

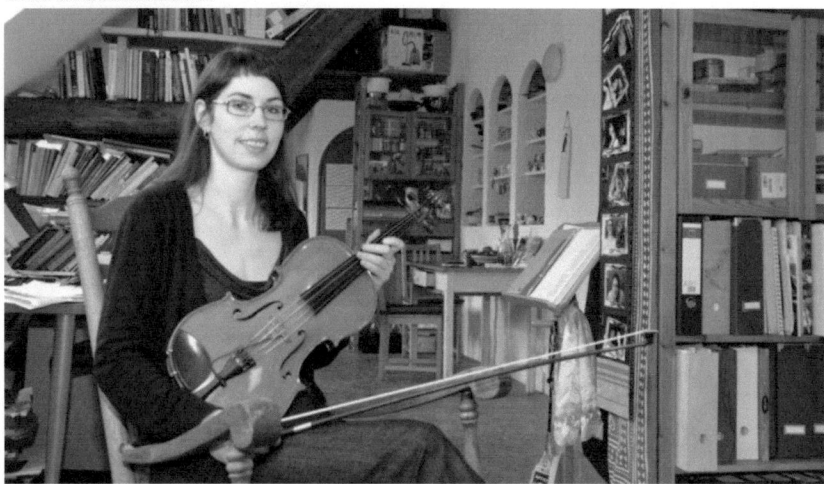

Anna-Sophie Becker genießt die Ruhe in ihrer urigen Wohnung unterm Dach auf dem CSA-Hof in Pente. Foto: Heiner Beinke

Wegen ihres Freundes Lukas Dreyer, der als Geselle auf dem CSA-Hof arbeitet, ist die Münchnerin nach Pente gekommen. Seit vier Jahren wohnt sie hier, ist allerdings viel unterwegs. Bis zum letzten Jahr wegen ihres Studiums in Arnheim, das sie mit dem Bachelor of Music abgeschlossen hat.

Nun auch wegen des Masterstudiums Kulturmanagement in Bremen. Darüber hinaus ist sie als Musikerin unterwegs mit ihrer Band „Duck Tape Ticket". Dahinter verbirgt sich ein Trio mit langer gemeinsamer Geschichte: Ihre Mitspieler Paul Diemer (Geige/Bratsche) und Veit Steinmann (Cello) kennt Anna-Sophie Becker schon aus Münchner Tagen. Der Kontakt blieb auch erhalten, als die beiden anderen in Köln studierten, weil die drei eine gemeinsame Vorliebe für das freie Improvisieren abseits der Klassik teilen. „Mein Lehrer hat mich dazu ermuntert. Ich hatte zuerst Hemmungen, einfach so draufloszuspielen", erzählt Becker, die sich nun mit diesen Improvisationen am wohlsten fühlt.

Ende letzten Jahres gab es für das Trio eine eindrucksvolle Bestätigung, mit „Duck Tape Ticket" auf einem guten Weg zu sein: Bei den renommierten Leverkusener Jazztagen gewann das Trio den Wettbewerb „Future Sounds". 170 Bewerbungen waren dazu eingegangen, nur sechs Bands durften live bei den Jazztagen vorspielen. Im Finale der besten zwei Bands entschied sich dann das Publikum mit klarer Mehrheit für „Duck Tape Tickets". Dafür gab es ein ordentliches Preisgeld und, noch viel wichtiger, ein Engagement für die Hauptbühne im nächsten Jahr, „zusammen mit einem Weltstar" des Jazz, wie die Bratschistin berichtet.

Der Preis hat bei den Musikern etwas Grundsätzliches verändert: Bisher gingen sie davon aus, sich mit ihrer Vorliebe in einer Nische zu tummeln, in der sie nur wenige Musikfreunde erreichen können. Dass sie nun einen Preis durch Publikumsentscheid gewonnen haben, zeigt, dass ihre Musik, so ungewohnt sie sich zunächst anhört, sehr wohl etwas Fesselndes, Frisches hat, das auch ein breiteres Publikum anziehen kann. „Das hat bei uns im Kopf etwas gedreht", sagt Anna-Sophie Becker.

„Wir haben jetzt viel mehr Möglichkeiten", hofft sie auf weitere Engagements. Um von der Musik leben zu können, wie es ihr erklärtes Ziel ist, sind aber weitere Standbeine nötig. Auf dem CSA-Hof in Pente gibt sie deshalb auch Unterricht. Ihre eigene Erfahrung, einfach mal draufloszuspielen, steht auch hier neben der klassischen Grundausbildung. Und auch das Studium des Kulturmanagements hilft, den erforderlichen „langen Atem" zu haben. Erste Erfahrungen als Konzertveranstalterin hat sie bereits gesammelt: Auf dem CSA-Hof in Pente ist sie mit ihrem Trio und anderen Musikern aufgetreten und hat auch andere Gastspiele vermittelt. „Das bietet sich hier total an", findet sie.

Ansonsten ist der Hof für sie ein Ruhepol zwischen den Reisen zu Konzerten und Studium. „Ich genieße das total, nicht in der Stadt zu sein", sagt die Musikerin. Auf vielfältige soziale Kontakte und anregende Gespräche muss sie im Penter Taubenschlag ja auch nicht verzichten.

Bücher von und über den CSA Hof Pente

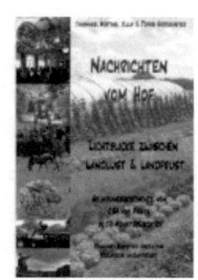

Nachrichten vom Hof: Lichtblicke zwischen Landlust und Landfrust - *Gründungsgeschichte vom CSA Hof Pente in 30 Monatsberichten - community supported agriculture - Solidarische Landwirtschaft* Broschiert – 3. Mai 2013
Hier ist der spannende Bericht eines Aufbruchs in eine neue Richtung der Landwirtschaft, eine andere Form der Hofgemeinschaft. Berichte von einem nicht alltäglichen Alltag auf einem CSA-Hof, einem gemeinschaftsgetragenen Betrieb, der einer Gruppe von interessierten Mitgliedern eine sichere, gesunde Ernährung ermöglicht; eine Initiative, die neue Arbeitsplätze auf dem Lande schafft, die absolute Transparenz als Prinzip lebt. Diese Berichte sind zunächst nur für die Mitgliedergemeinschaft geschrieben worden. Das große Interesse an diesen Erfahrungsberichten hat auf vielfachen Wunsch zu diesem Buch geführt. Es soll allen Mut machen, genauer hinzuschauen, was sie in dieser gemeinsamen Welt wirklich leben wollen.Verlag: Books on Demand.
ISBN-10: 3848260042   14,90 €

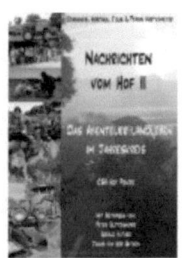

Nachrichten vom Hof II - Das Abenteuer Landleben im Jahreskreis: *CSA Hof Pente*
Nach dem großen Interesse an »Nachrichten vom Hof«, folgt hier nun der zweite Teil der Berichte von einem nicht alltäglichen Alltag auf einem CSA-Hof, einem gemeinschaftsgetragenen Betrieb, der einer Gruppe von interessierten Mitgliedern eine sichere, gesunde Ernährung ermöglicht; eine Initiative, die neue Arbeitsplätze auf

dem Lande schafft, die absolute Transparenz als Prinzip lebt. Mit Beiträgen von Peter Guttenhöfer, Gerald Hüther und Jonas van der Gathen Berichte über Community Supported Agriculture – Gemeinschaftsgetragene / Solidarische Landwirtschaft und Handlungspädagogik »Spannender als jeder Krimi ... « G.K. »Riesengroßes Kompliment ... wunderbarer Text... Die Sprache lässt den Leser schwärmen... voller Freude... bis zum Schluss genießen... Es ist schon eine besondere Kunst, Ärger und Unerwartetes mit so viel Charme zu beschreiben. Super toll!« Dr. B.R. »Danke für ...die Hofnachrichten... die ich mit Spannung erwarte, mich sehr ansprechen, nähren, nachdenkliche machen und meinen Blick für die Probleme von Landwirtschaft und Umwelt schärfen.« K.L. Verlag: Books on Demand; 2014 - ISBN-10: 3735718000
12,00 €

Von Prärieindianern, Räuberkindern und einer glücklichen Kindheit: *Anregungen für Eltern, Großeltern Onkel und Tanten*
von Martina Hartkemeyer (Autor), Margret Schütte (Autor) Prärieindianer und Räuberkinder wachsen in freier Natur auf, in der Weite der Prärie, im Wald, sie wohnen in alten Burgen, Zelten oder Höhlen. Sie erleben täglich neue Abenteuer, sehen sich immer wieder anderen Herausforderungen gegenüber, bestehen viele 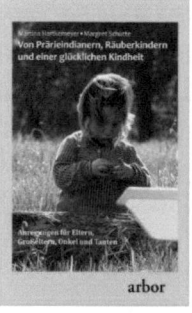 Gefahren und entwickeln sich zu mutigen Persönlichkeiten. Gestärkt und unabhängig von ihren Eltern sind sie immer wieder alleine unterwegs und in zahlreiche Aufregungen verwickelt – Urbilder von Freiheit, Kraft nd Mut. Dieses Buch will Eltern, Großeltern, Onkel und Tanten durch zahlreiche positive Beispiele aus dem Zusammenleben mit Kindern ermuntern und stärken. Es ist eine Einladung, genau hinzusehen und sich bewusst zu machen, welchen Schatz Kinder darstellen und welchen Schatz jeder von uns aus der eigenen Kindheit mitbringt. Deshalb wird der eigene Erinne-

rungsfaden immer wieder aufgenommen – denn Erinnern kann helfen, bewusster für die Gegenwart zu werden. Glück kann auch bedeuten, scheitern zu dürfen, Fehler zu machen und wieder neu zu beginnen. Es kommt darauf an, einmal mehr aufzustehen als hinzufallen. Glückliche Kinder sind stark genug, den Herausforderungen der Welt von morgen kreativ und klug zu begegnen. Verlag: Arbor (25. Oktober 2013) ISBN-10: 3867811059   14,90 €

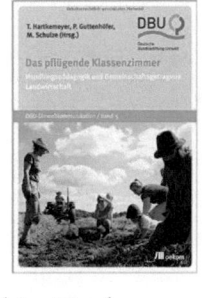

Das pflügende Klassenzimmer: *Handlungspädagogik und Gemeinschaftsgetragene Landwirtschaft* von Tobias Hartkemeyer (Herausgeber), Guttenhöfer (Herausgeber), Manfred Schulze (Herausgeber) Bauernhöfe sind nicht nur Orte der Lebensmittelproduktion. Sie sind auch hervorragende Lernorte, Begegnungsräume und lebenspraktische »Entwicklungsinseln«, die gesellschaftliche Veränderungen anstoßen können. Tobias Hartkemeyer, Peter Guttenhöfer, Manfred Schulze und viele weitere erfahrene Pädagog(inn)en, Wissenschaftler(innen) und Praktiker(innen) zeigen, wie sich hier Pädagogik und Landwirtschaft gegenseitig befruchten und neue Entwicklungsperspektiven füreinander eröffnen können. Ihr Handbuch über Handlungspädagogik und Gemeinschaftsbildung in der Landwirtschaft lebt von der beglückenden Erfahrung, dass eigenes Tun und Handeln konkret etwas bewirken. Neue Ansätze für Schulentwicklung und Erzieherausbildung sowie das Projekt Gemeinschaftshof Pente werden als Beispiele handlungspädagogischer Praxis und solidarischer Landwirtschaft vorgestellt und durch neurobiologischen Erkenntnisse fundiert. Einblicke in das norwegische Schulsystem und Erfahrungen zum dialogischen Lernen ergänzen dies. Die Autoren knu üpfen auch an Ideen der europäischen Geistesgeschichte an, wie etwa Goethes Vision einer »pädagogischen Provinz« die hier in eine zeitgemäße lebendige Praxis mündet. Mit Beiträgen unter anderem von: Gerald Hüther (Universität

Göttingen), C. Otto Scharmer (MIT Boston), David W. Orr (Oberlin College Ohio) und Renate Zimmer (Direktorin des Niedersächsischen Instituts für frühkindliche Bildung und Entwicklung (NIFBE). Verlag: oekom verlag (6. November 2014) ISBN-10: 3865816975
19,95 €

Miteinander Denken: Das Geheimnis des Dialogs von Martina Hartkemeyer (Autor), Johannes F Hartkemeyer (Autor), L Freeman Dhority (Autor) 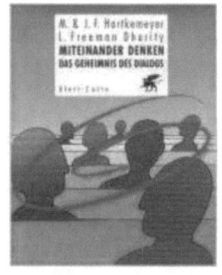 Quatsch! Bin völlig anderer Meinung! Also bitte! So ein Blödsinn! Aber warum denn? Warum den Eindruck hinterlassen, dass man sich nichts mehr zu sagen hat und Gespräche nur Sieger und Verlierer kennen? Dialog ist kein Zaubermittel, aber der erste Schritt zur Besserung. Wie man das macht, was man dabei lernt, wo das eingesetzt wird, wer alles mitmacht, warum das Menschen interessiert - das finden Sie hier, einfach erklärt, mit vielen Beispielen aus Alltag, Schule und Beruf und mit zahlreichen Gesprächen. Der Dialog ist auf dem Vormarsch. Man muss den Dialog üben, und hier wird verraten, wie. Zehn Kernfähigkeiten werden vorgestellt, ohne die es nicht geht. Wir erfahren etwas über den Dialogprozess, die Council-Runde, den strategischen und generativen Dialog und über die Rolle des Dialogbegleiters. Das Buch lädt Sie zu einer Entdeckungsreise ein, und es soll Ihnen helfen, mit sich selbst und mit den anderen in ein besseres Gespräch zu kommen, teilzunehmen an einer Erfahrung, die nicht ganz alltäglich ist. Verlag: Klett-Cotta; Auflage: 4., Aufl. (2006) ISBN-10: 3608919430   derzeit Vergriffen.

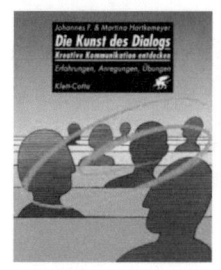

Die Kunst des Dialoges - Kreative Kommunikation entdecken: Erfahrungen, Anwendungen, Übungen

von Johannes F. Hartkemeyer (Autor), Martina Hartkemeyer (Autor)

Wie kommuniziert man heute kreativ – etwa in alltäglichen privaten Vereinbarungen oder bei Verhandlungen in der internationalen Politik? Johannes und Martina Hartkemeyer ermutigen auch in schwierigen Umständen, die Kunst des Dialogs im Großen wie im Kleinen zu wagen. Denn die privaten wie globalen, die wirtschaftlichen wie die strategischen Verflechtungen be legen tagtäglich, daß wir gemeinsam in einer Welt leben müssen. Die Bedingungen sind nicht gut oder schlecht, sondern das Werkzeug, mit denen wir im Dialog etwas Neues, Besseres, Anderes herstellen.

• Ergebnisoffener Prozeß: neue Sichtweisen, Anregungen und aktuelle Lösungsansätze

• Ziel: Wege zur zwischenmenschlichen Begegnung, zum gelungenen Gespräch im Alltag, zum Dialog

• Themenbereiche: Erziehung, Arbeitswelt, Organisation, Politik, Wissenschaften ...

• Konkrete Beispiele, wie dialogische Intelligenz wirksam werden kann: PISA-Debatte, Teamlernen in Organisationen, eigene Schattenseiten erkennen, Konflikte bewältigen ...

• Umgang mit Phänomenen wie Gewalt und »Terrorismus«

• Beispiele: Israelis / Palästinenser; Namibia, Südafrika, Iran, Kolumbien ...

• Dialog-Werkstatt: Praxisbeispiele, häufig gestellte Fragen, Übungen, Arbeitsmaterialien ...

Beteiligte Autoren und Gesprächspartner Hans Georg Gadamer, Humberto Maturana, Hans-Peter Dürr, Rupert Sheldrake, Hartmut von Hentig, Verena Kast, Ruth Cohn, Dan Bar-On, Peter Garett, Jesper Juul, Andrés Pástrana Arango, Mohammad Khatami und viele andere

Gebundene Ausgabe: 467 Seiten Verlag: Klett-Cotta; Auflage: 1., Aufl. (August 2005) ISBN-10: 3608941185 – Ausverkauft, nachdruck bei den Autoren erhältlich.

Die Hölle von Bramsche: ein Tatsachenroman über niederländische Zwangsarbeit in Deutschland
von Martina und Johannes F. Hartkemeyer (Herausgeber), Hans de la Rive Box (Autor)

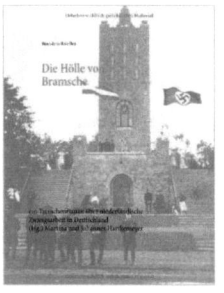

Ein packender Tatsachenroman über das Schicksal niederländischer Zwangsarbeit in Deutschland. Er wurde bereits 1944/45 geschrieben – teilweise noch in einem deutschen Arbeiterlager – und 1945 in den Niederlanden veröffentlicht. Jetzt erscheint er erstmals in deutscher Sprache. 1944: Das Deutsche Reich liegt unter dem Bombenhagel der alliierten Luftwaffe. Rückzug an allen Fronten, Zwangsarbeiter aus den eroberten Gebieten sollen in Deutschland fehlende Arbeitskräfte ersetzen. In der niederländischen Stadt Hilversum findet eine Zwangsrekrutierung statt. Arbeitsfähige Männer, unter ihnen die Mitglieder des Orchesters von Radio Hilversum, werden nach Bramsche transportiert. Von dort aus zwingt man sie tägliche zum Arbeitsplatz: sie sollen eine Nordumgehung für den Eisenbahnknotenpunkt Osnabrück verlegen. Elend und Not der Zwangsarbeiter,Schikanen der Bewacher und Hilfeleistungen der örtlichen Bevölkerung schildert ein Zwangsarbeiter, der das alles am eigenen Leib erlebt hat. Verlag: Books on Demand; Auflage: 1 (21. Mai 2014). ISBN-10: 373573670X   ISBN-13: 978-3735736703

Ausbildung zur Dialogprozess-Begleitung

Nicht nur bei der Entwicklung von Gemeinschaftsgetragener Landwirtschaft und generationsübergreifenden Lebenslernorten sind dialogische Qualitäten gefragt.
An vielen Stellen im Alltag begegnen wir Herausforderungen in unserer Kommunikation. Wie können wir Menschen so miteinander reden, dass wir uns besser verstehen, wenn wir zu zweit, zu dritt, oder mit mehreren zusammen sind? Woran liegt es, dass manchmal durchaus ein besonderer Geist zwischen uns weht, so dass wir gemeinsam eher der Wahrheit näher kommen, als wenn wir alleine um Verstehen ringen? Manchmal machen wir aber auch die gegenteilige Erfahrung, blockieren uns gegenseitig, und "Erklärungen" führen - gerade in Gruppen - zu immer neuen Missverstndnissen.
Ausgehend von den Forschungen des Organisational Learning Center des Massachusetts Institute of Technology (MIT), langjährigen Erfahrungen in der Vermittlung von Methodenkompetenz und Begleitung von individuellen und organisationalen Veränderungsprozessen sowie auf der Grundlage unserer Ergebnisse in der (englischsprachigen) Ausbildung von Partnern aus 8 europäischen Ländern in EU Projekten bieten wir Ausbildungen zur Dialog-Begleitung in deutscher Sprache an.
Diese Dialog-Prozessbegleitung basiert auf Forschungen von Martin Buber, David Bohm, Peter Senge, William Isaacs, Freeman Dhority, M. und J. Hartkemeyer u.a.. Deren Ergebnisse und Praxiserfahrungen sowie die anderer Expertinnen und Experten in der Dialog- Begleitung bilden die Grundlage für die gemeinsamen Lernprozesse in dieser Ausbildung.

Weitere Infos unter:
tobias@hartkemeyer.de
www.dialog-transnational.eu
www.dialogprojekt.de

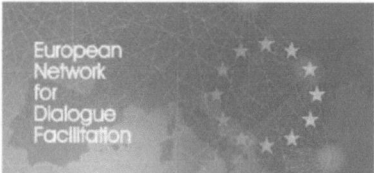

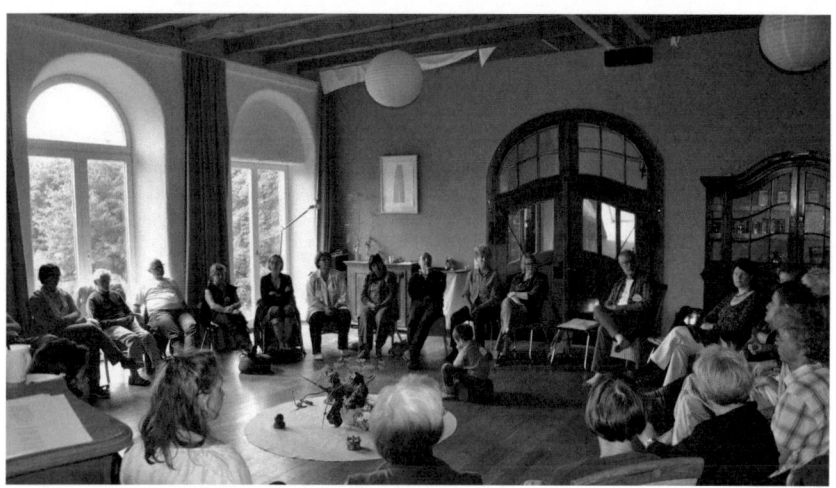

Dialogseminar auf dem CSA Hof Pente

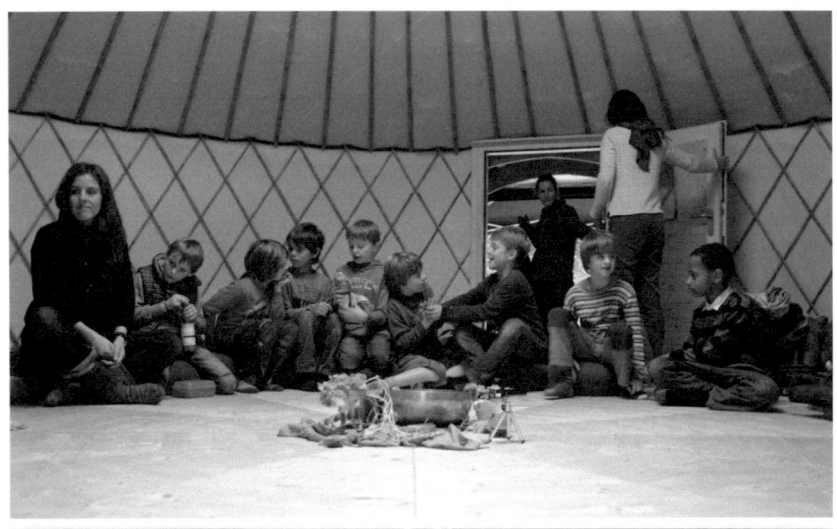

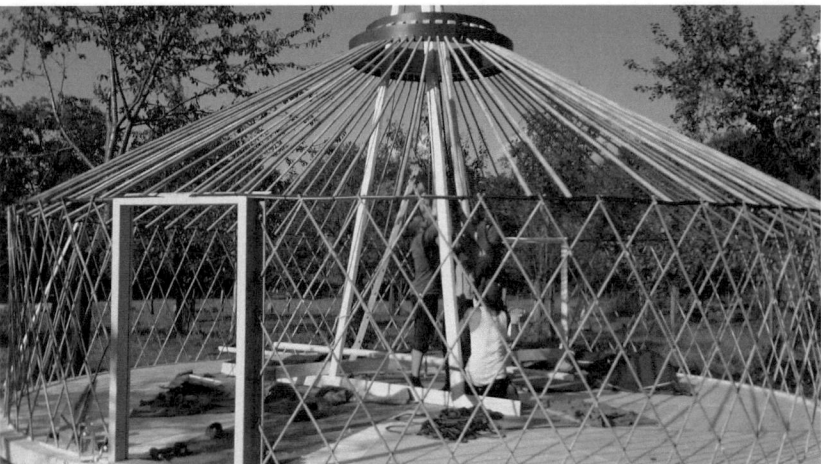

Eine Jurte ist einfach ein zauberhafter Ort. Unsere Jurte ist sehr schön gearbeitet und stammt von der Schinke & Herzog GbR: info@transportable-raeume.de – wärmstens zu empfehlen!